# YOGA
## PARA 3ª IDADE

4ª edição

**Dados Internacionais de Catalogação na Publicação (CIP)**
**(Câmara Brasileira do Livro, SP, Brasil)**

Esteves, Beatriz.
    Yoga para terceira idade / Beatriz Esteves – 4ª edição
– São Paulo: Ícone, 2010.

    ISBN 978-85-274-0917-9

    1. Espírito e corpo – Terapias 2. Velhos – Saúde e
higiene I. Título.

91-0193                                          CDD  – 613.7046
                                                              – 613.0438
                                                              – 615.851

**Índices para catálogo sistemático:**

1. Ioga para velhos: Exercícios físicos  613.7046
2. Saúde e higiene: Velhos  613.0438
3. Terapias mente-corpo: Medicina  615.851
4. Terceira idade: Ioga: Exercícios físicos  613.7046
5. Terceira idade: Saúde e higiene: 613.0438

*Beatriz Esteves*

# YOGA
## PARA 3ª IDADE

4ª edição

© Copyright 2010.
Ícone Editora Ltda

**Produção**
Anízio de Oliveira

**Criação de capa**
Della Monica

**Fotos**
Eugenius Pacelli

Proibida a reprodução total ou parcial desta obra,
de qualquer forma ou meio eletrônico, mecânico,
inclusive através de processos xerográficos,
sem permissão expressa do editor
(Lei n° 9.610/98).

Todos os direitos reservados pela
**ÍCONE EDITORA LTDA.**
Rua Anhanguera, 56 – Barra Funda
CEP 01135-000 – São Paulo – SP
Fone/Fax.: (11) 3392-7771
www.iconeeditora.com.br
iconevendas@iconeeditora.com.br

Agradecimentos aos meus alunos das entidades abaixo que posaram para as fotos:

- **GAMIA** (Grupo de Atendimento Multidisciplinar ao Idoso Ambulatorial) – Serviço de Geriatria do Hospital das Clínicas.

- **Fórum Nacional da Terceira Idade**

- **Serviço Social do Comércio - SESC POMPÉIA**

# ÍNDICE

VIVENDO E APRENDENDO . . . . . . . . . . . . . . . . . . . . . 11
INTRODUÇÃO . . . . . . . . . . . . . . . . . . . . . . . . . . . . . 13
DIÁLOGO . . . . . . . . . . . . . . . . . . . . . . . . . . . . . . . . 15
HATHA YOGA . . . . . . . . . . . . . . . . . . . . . . . . . . . . . 17
O que é YOGA? . . . . . . . . . . . . . . . . . . . . . . . . . . . . 19
Orientação antes do início da prática . . . . . . . . . . . . . . . . 21
AQUECIMENTOS . . . . . . . . . . . . . . . . . . . . . . . . . . . . 23
Balancinhos . . . . . . . . . . . . . . . . . . . . . . . . . . . . . . . 25
Engatinhar . . . . . . . . . . . . . . . . . . . . . . . . . . . . . . . . 27
Gato/cavalo . . . . . . . . . . . . . . . . . . . . . . . . . . . . . . . 28
Exercícios para a coluna cervical . . . . . . . . . . . . . . . . . . 29
Aquecimento dos ombros . . . . . . . . . . . . . . . . . . . . . . . 32
Aquecimentos para as mãos e pulsos . . . . . . . . . . . . . . . . 36
Aquecimento para as pernas e pés . . . . . . . . . . . . . . . . . 38
ASANAS – Posturas do Yoga . . . . . . . . . . . . . . . . . . . . . 43
Observação para a prática dos ASANAS . . . . . . . . . . . . . . 47
Postura Fácil – SUKHASANA . . . . . . . . . . . . . . . . . . . . . 49
Postura do Diamante – VAJRASANA . . . . . . . . . . . . . . . . 50
Postura da Borboleta – BADRASANA . . . . . . . . . . . . . . . . 51
Postura da Folha Dobrada – DARMIKASANA . . . . . . . . . . . . 52
Postura da Palmeira – THALASANA . . . . . . . . . . . . . . . . . 53
Postura do Horizonte – PURNASANA . . . . . . . . . . . . . . . . 54
Postura da Cegonha – PADAHASTASANA . . . . . . . . . . . . . 55
Postura de Cócoras – UTKATASANA . . . . . . . . . . . . . . . . 57
Postura da Lua – CHANDRASANA . . . . . . . . . . . . . . . . . . 59
Postura da Pinça – PASCHIMOTASANA . . . . . . . . . . . . . . 60
Postura das Pernas Elevadas – UTTHITA PADASANA . . . . . . 62
Meia-postura do Camelo – ARDHA USTRASANA . . . . . . . . . 65
Postura da Esfinge – ARDHA BHUJANGASANA . . . . . . . . . . 67
Postura da Ponte – VILOMASANA . . . . . . . . . . . . . . . . . . 69
Postura Libertadora de Gases – PAVANA MUKTASANA . . . . . 71
Meia-postura do Gafanhoto – ARDHA SLABHASANA . . . . . . . 74
Postura da Torção da Coluna – VAKRASANA . . . . . . . . . . . . 76

Preparação para as Posturas Inversas ............... 78
Postura Inversa – VIPARITA KARANI ............... 80
Meia Postura do Peixe – ARDHA MATSYASANA ......... 83
RESPIRAÇÃO .................................. 85
Respiração Abdominal – Relaxante .................. 86
Respiração Média ou Costal ...................... 87
Respiração Alta ou Clavicular ..................... 89
Respiração Profunda ou Completa .................. 90
Respiração Vitoriosa – UJJAYI ..................... 91
Respiração Polarizada ou Alternada ................. 92
Relaxamento ................................. 95
Concentração ................................ 101
Meditação ................................... 103
ANATOMIA E FISIOLOGIA ....................... 105
Os Ossos ................................... 109
O esqueleto Humano ........................... 110
Agrupamentos Ósseos Principais ................... 111
Ossos da Cabeça ............................. 112
Ossos do Tronco.............................. 113
Coluna Vertebral ............................. 114
Membros Superiores........................... 115
Membros Inferiores............................ 116
Sistema Muscular ............................ 117
Principais Músculos ........................... 118
Aparelho Digestivo............................ 120
Órgãos anexos do Aparelho Digestivo ............... 123
Aparelho Respiratório .......................... 124
Pulmões.................................... 125
Respiração .................................. 127
Respiração e Sistema Nervoso .................... 128
Aparelho Circulatório .......................... 129
Glândulas ................................... 133
Aparelho Urinário ............................. 136
Sistema Nervoso ............................. 138
Bibliografia .................................. 141

## VIVENDO E APRENDENDO

Quem poderia supor que aquele primeiro contato, em ambiente extremamente rico em emoções e surpresas como costumam ser as festas de confraternização do GAMIA (Grupo de Atendimento Multidisciplinar ao Idoso Ambulatorial), pudesse resultar em um entrosamento tão eficaz e produtivo como este? A integração de Beatriz Esteves, na equipe técnica responsável por este trabalho, deve ser analisada sob diversos aspectos:

– pela introdução do Yoga, atividade pouco comum entre os idosos, mas plenamente aceita pelos nossos clientes, tão logo tenham sido consultados quanto ao seu interesse em desempenhá-la;

– pela coexistência em uma equipe multidisciplinar, especialmente aquelas que atendem ao idoso, de áreas não obrigatoriamente universitárias, o que certamente favorece a integração entre clientes e profissionais;

– pelo dinamismo e competência contagiantes, que não tardaram em caracterizar Beatriz Esteves como uma profissional tao integrada no GAMIA quanto seus companheiros mais antigos

Na tentativa de ser prático, o GAMIA é condensado, ou seja, profissionais e idosos interagem no máximo a cada semana. Isto exige que o trabalho não vise apenas o instante da interação mas também o período adiante, visando não apenas uma maior extensão dos benefícios da atividade mas também, e principalmente, uma maior conscientização e independência dos clientes quanto à responsabilidade individual por seu estado de saúde atual e futuro, sem o indesejável risco de tutela do profissional em relação ao seu cliente. Surge então a necessidade de uma orientação prática e atuante, que possa não apenas assessorar as atividades domiciliares mas também permitir um maior conhecimento sobre as razões e possibilidades desta atividade nesta faixa etária. Ei-la neste trabalho!

Em resumo, não me surpreendi com esta obra de Beatriz Esteves, pois quem conhece pelo menos um pouco de sua personalidade e tenacidade, pode perceber quão ilimitados são seus horizontes

Wilson Jacob Filho
*Médico Geriatra*

Coordenador das Atividades Multidisciplinares do Serviço de Geriatria do Hospital das Clínicas da FMUSP

# INTRODUÇÃO

Este manual destina-se às pessoas que estão de coração aberto, em busca de adquirir algum conhecimento para melhorar sua qualidade de vida.

Trabalhar com as pessoas idosas, ou prematuramente envelhecidas pela falta de exercícios físicos, tem sido, às vezes, um enorme desafio, mas sempre uma grande alegria e, por que não dizer, um grande privilégio.

Minha convicção de que a riqueza da prática do YOGA é realmente algo não só possível - mas importantíssimo para conservar, restituir e proporcionar saúde física, mental e espiritual às pessoas de qualquer idade, se confirma cada dia mais.

O YOGA não promete milagres de cura ou aumentar os anos de vida, mas sim, melhorar o funcionamento do corpo e proporcionar maior equilíbrio emocional, tranqüilidade e alegria de viver.

É preciso acabar com a idéia de que a nossa saúde e felicidade estão, exclusivamente, nas mãos dos médicos, nossos familiares, pessoas que nos cercam ou mesmo do Governo.

É evidente que tudo que se passa ao nosso redor, nos afeta de alguma forma, mas é necessário perdermos esta passividade negativa e despertarmos para a responsabilidade em relação a nossa saúde física e mental.

A chave do segredo do rejuvenescimento e de poder desfrutar uma vida plena e feliz é acreditar, primeiramente, ser isto possível.

A partir daí, é necessário não ter medo de fazer planos e de adquirir e experimentar novos conhecimentos, mesmo quando as limitações físicas e sociais não são favoráveis.

É preciso, também, manter o otimismo, a boa disposição e o senso de humor, mesmo diante de situações que nos aborreçam.

É imprescindível conservar o afeto e a esperança iluminando o coração - por ser este o caminho para se atingir a paz interior, responsável pela saúde da alma.

Cuidadosamente, procurei escolher as técnicas mais simples do YOGA, adaptando-as, às vezes, para que as pessoas de qualquer idade pudessem executá-las.

Achei necessário introduzir noções bem elementares de Anatomia e Fisiologia, por sentir que a prática do Hatha Yoga nos enriqueceria ainda mais, ao sabermos da maravilha do funcionamento do nosso corpo.

Neste manual, coloquei todo meu carinho aos meus alunos e toda a minha gratidão e afeto aos meus professores.

BEATRIZ ESTEVES

# DIÁLOGO

Um dia
A Juventude encontrou-se com
A Velhice
E disse:

    – "Nunca ignorei que existias
    E sempre soube
    Que nosso encontro haveria de acontecer.

    Nos meus dias,
    Via-te como o amanhã.
    E quando em ti pensava,
    Minha mente se perdia em névoa de dúvidas.

    Às vezes,
    Surgias sob a forma de uma serpente alada,
    Que das suas mandíbulas
    Enchia o espaço de sabedoria.

    Às vezes,
    Surgias como um noivo,
    Que se prepara para as núpcias
    Com a Noiva da Noite, a Morte.

    Ó Velhice!
    Vejo em tua mão direita
    A tocha da esperança,
    E, em tua mão esquerda
    O desfalecer dos meus sonhos

    E teu rosto, sequer consigo ver".

A Velhice
Que até naquele momento se mantivera calada,
Começou a dizer:

– "Tu dizes que nosso encontro haveria de ocorrer,
Porém...
Afirmo que sempre estive contigo
Desde o teu primeiro sopro de vida.

Observa, por exemplo, tua infância,
Quando teus primeiros dentes envelheceram.
E envelheceram
Para que os novos viessem
Mais fortes e poderosos.

E ai...
Da ignorância
Dos primeiros dentes em permanecer.
Se a Mãe-Natureza os ouvisse,
A boca não cumpriria a sua missão.

E se algo aprenderes com isso,
Verás que o envelhecer
Pode ser um novo nascer
Para a alma.

E...
Se fizeres de teus dias e da tua velhice
Um constante nascer,
A Noiva da Noite não será tua esposa,
Mas teu guia,
Para te conduzir a tua verdadeira esposa,
A LUZ".

(Bogdam Igor Holovko)

# HATHA YOGA

# O QUE É YOGA?

YOGA é uma palavra sânscrita (uma das mais antigas línguas da Índia) que significa *UNIÃO* ou *INTEGRAÇÃO do homem com o seu universo interior e exterior.*

*O YOGA é definido, também, como uma ciência, uma filosofia de vida e uma reeducação integral do indivíduo, abrangendo desde o corpo físico até as emoções e pensamentos. Não possuindo dogmas nem rituais, o Yoga pode ser praticado por qualquer pessoa, não importando sua religião, raça, sexo ou idade.*

*Há diversas linhas ou escolas de Yoga que, embora utilizando diferentes métodos, buscam o mesmo objetivo: a autorealização do homem.*

Este manual se refere ao *HATHA YOGA*, que utiliza o domínio do corpo, como instrumento ou caminho, para se atingir a perfeita harmonia física, mental e espiritual.

Inúmeras são as técnicas e exercícios utilizados no Hatha Yoga, porém, somente citaremos, neste manual, os cinco primeiros itens abaixo:

1º) - Exercícios físicos ou posturas (Asanas)
2º) - Exercícios respiratórios (Pranayamas)
3º) - Relaxamento (Yoga nidra)
4º) - Concentração (Dharana)
5º) - Meditação (Dhyana)
6º) - Purificação e higienização do organismo (Kriyas)
7º) - Gestos simbólicos do corpo, principalmente das mãos (Mudras)
8º) - Controle de determinados músculos e funções orgânicas (Bandhas)

9º) - Utilização de vibrações sonoras (Mantras)

Possivelmente as demais práticas, bem como a parte filosófica e mística do Yoga, serão abordadas num próximo trabalho.

As técnicas *cientificamente* comprovadas do Yoga, poderão proporcionar aos seus praticantes:

- *um corpo sadio* - prolongando-se, assim, a juventude;
- *estabilidade mental - indispensável para o controle dos problemas emocionais e a ampliação da capacidade de concentração e memória.*
- *Auto-conhecimento e auto-domínio* - necessários para uma vida harmoniosa e serena consigo mesmo e com seus semelhantes.

"O Yoga tem uma mensagem completa para a humanidade. Tem uma mensagem para o corpo humano, a mente humana e a alma humana"
(Swami Kuvalayananda)

## ORIENTAÇÕES ANTES DO INÍCIO DA PRÁTICA DO HATHA YOGA

* Escolha um local arejado e tranqüilo. O piso deverá ser macio, plano e firme, por isso nunca pratique sobre a cama, para evitar possíveis quedas.
* Não pratique depois de uma refeição. Observe um período mínimo de três horas após uma refeição e duas horas após um lanche.
* Sempre que possível, antes de uma prática de Yoga, esvazie a bexiga e os intestinos.
* Tire anéis, relógio, pulseiras, colares, brincos e óculos.
* Use uma roupa leve e confortável, que permita movimentar-se livremente e com comodidade.
* Antes de iniciar a prática, faça um pequeno relaxamento, procurando tranqüilizar sua mente.
* Respire somente pelas narinas de forma suave e silenciosa.
* Faça todos os movimentos com muita paciência e perseverança. O progresso é lento, constante e profundo, por isso não tenha pressa.
* Fique descalço para manter o equilíbrio dos movimentos e para melhorar a circulação do sangue nos pés.
* Alguns problemas de saúde podem impossibilitar a prática de certos exercícios. Observe atentamente as advertências mencionadas no final de cada postura.
* Se as articulações e os músculos estiverem muito endurecidos, faça uma massagem com "óleo de bétula" antes de iniciar sua prática e pratique *diariamente* os exercícios de aquecimento.

## AQUECIMENTOS

Antes do início da prática dos *ASANAS* (posturas corporais do Hatha Yoga), há necessidade da preparação das articulações do corpo, facilitando-se assim, a permanência e o conforto nas posturas.

Esta preparação é mais evidente se você sentir que suas juntas estão *enferrujadas*, devido a falta de atividade física.

São indiscutíveis os benefícios que os exercícios físicos, ou mesmo uma *boa caminhada diária*, podem proporcionar, tais como:

- manter o coração e os pulmões em perfeitas condições;
- fortalecer os ossos e os músculos;
- dar flexibilidade a todas as articulações e ligamentos;
- ajudar a controlar a pressão arterial e o diabetes;
- eliminação dos cristais e toxinas que se acumulam nas articulações.

## AQUECIMENTO PARA A COLUNA VERTEBRAL

**1)** *BALANCINHOS* :

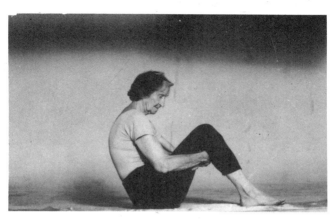

a) - Sentar-se com os joelhos flexionados, mãos entrelaçadas sob os joelhos ou segurando a parte externa das coxas.

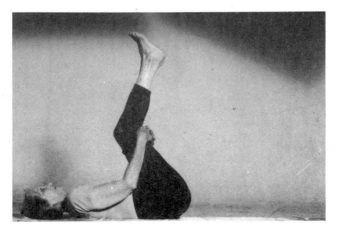

b) - Ir deitando, *arredondando as costas* e estendendo as pernas para trás.

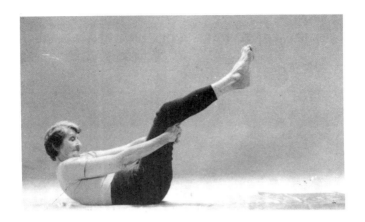

c) - *Imediatamente* e com as *costas sempre arredondadas* (queixo voltado em direção ao peito), flexionar os joelhos, voltando a sentar-se.

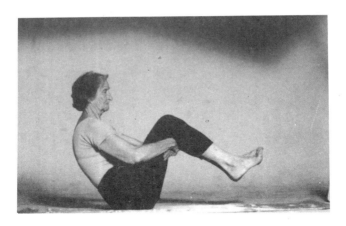

d) - Repetir algumas vezes e depois permanecer deitado, relaxando, alguns instantes.

*EFEITOS* – Os balancinhos têm a finalidade de massagear e aumentar a flexibilidade da coluna vertebral.
- Eles nos dão a conscientização do equilíbrio e relaxamento, melhorando o funcionamento do sistema nervoso.
- Se praticados à noite, ajudam a eliminar a insônia.
- Os balancinhos proporcionam bem-estar, eliminando as dores na coluna.

*OBSERVAÇÃO: - Não desanime e não tenha receio de tentar novamente este exercício ao sentir alguma dificuldade para voltar a sentar-se.*
    *Se isto acontecer, faça os balancinhos mais rápidos, com a coluna sempre arredondada, imaginando os movimentos de uma cadeira de balanço.*

2) - ENGATINHAR

Engatinhar todos os dias, deixando a cabeça bem solta e o pescoço relaxado.
- Ao dar o passo, gire lentamente a cabeça para o *lado contrário da mão que estiver na frente.*

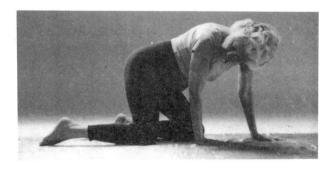

*EFEITOS* :- Engatinhar é um excelente exercício para:
 - combater a arteriosclerose;
 - reduzir a ameaça de enfarte do miocárdio;
 - eliminar a prisão de ventre;
 - auxiliar no emagrecimento;
 - ativar a circulação sanguínea no corpo todo;
 - trabalhar todas as articulações do corpo.

## 3) - GATO/CAVALO

- Ajoelhar colocando as palmas das mãos no chão.
- Os braços devem ficar em linha reta com os ombros; joelhos levemente separados.
- *Inspirar* olhando para frente e depois para cima, afundando a região lombar, relaxando a parte de trás da cintura e a barriga.

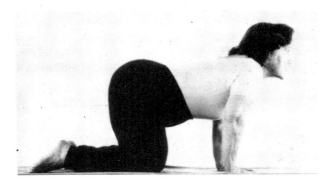

- *Expirar* abaixando a cabeça, olhando para o umbigo, encurvando bem as costas para o alto (como se fosse um gato bravo).
- Repetir diversas vezes, lentamente, sentindo bem o trabalho suave da coluna.

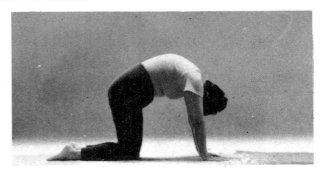

*NOTA:*- Durante todo o exercício, cuide para que as pernas e os braços permaneçam *imóveis*, somente a *coluna é movimentada*.

## EXERCÍCIOS PARA A COLUNA CERVICAL

**Preparação para toda a série de exercícios:**

- Sente-se numa posição confortável com a coluna ereta.
- Os ombros deverão permanecer *imóveis* durante todo o exercício; o movimento deverá ser somente do pescoço.
- Permanecer com os olhos fechados, procurando concentrar-se nos músculos que estão sendo trabalhados.
- Manter os ombros e o rosto relaxados, permanecendo em cada posição, durante duas respirações.

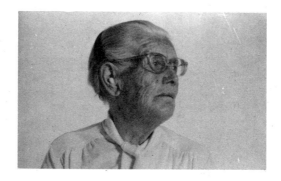

1) - Cabeça centralizada, isto é, voltada para a frente.
   - Gire lentamente a cabeça para direita.
   - Relaxe os ombros e permaneça imóvel, respirando tranqüilamente.
   - Volte a cabeça para a frente.
   - Repita o movimento para a esquerda.

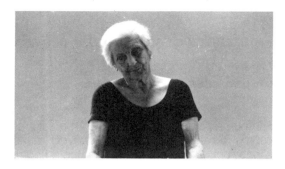

2) - Cabeça centralizada.
   - Tombe lentamente a cabeça para a direita, como se a orelha fosse encostar no ombro direito.
   - Permaneça imóvel respirando naturalmente, lembrando que os ombros devem permanecer relaxados.
   - Volte lentamente a cabeça para a frente.
   - Repita do outro lado.

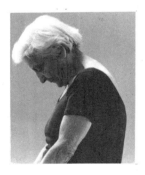 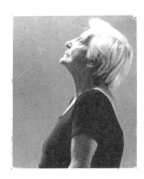

3) - Cabeça centralizada.
   Tombe lentamente a cabeça para baixo, o queixo em direção ao peito.
   - Relaxe os ombros e perceba o estiramento dos músculos da nuca.
   - Permaneça alguns segundos respirando naturalmente.
   - Lentamente, levante a cabeça tombando-a para trás, sem muito esforço, relaxando o queixo.
   - Sinta agora o estiramento da garganta.
   - Volte a centralizar a cabeça.

4) - Faça dois círculos bem amplos com a cabeça.
   - Procure girar bem lentamente, relaxando todos os músculos do pescoço.
   - Gire depois, em sentido contrário.

- Se sentir tontura, faça este exercício com os olhos abertos.

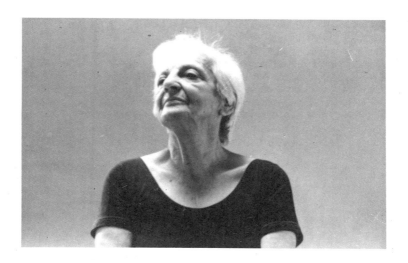

*EFEITOS*

- Estes exercícios aliviam torcicolos, relaxando toda a musculatura tensa do pescoço, ombros e braços.
- Combatem a insônia.
- Previnem a arteriosclerose.
- Aliviam dores de cabeça e zumbido dos ouvidos.
- Regulam o funcionamento da glândula tireóide.

## AQUECIMENTO DOS OMBROS

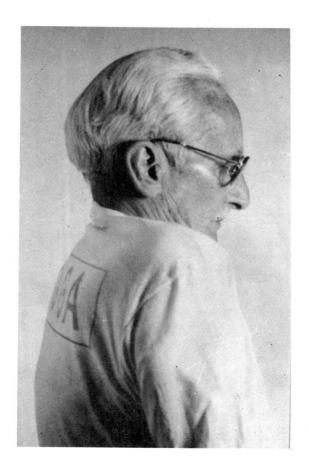

1) - Coluna ereta, braços soltos ao longo do corpo.
   - Faça círculos com os dois ombros ao mesmo tempo, bem devagar.
   - Gire algumas vezes para frente e depois em sentido contrário.

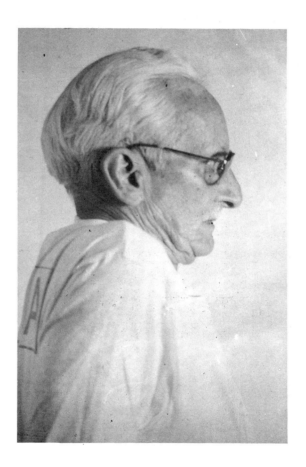

2) - Braços ao longo do corpo.
   - *Inspire* elevando *lentamente* os dois ombros em direção às orelhas.

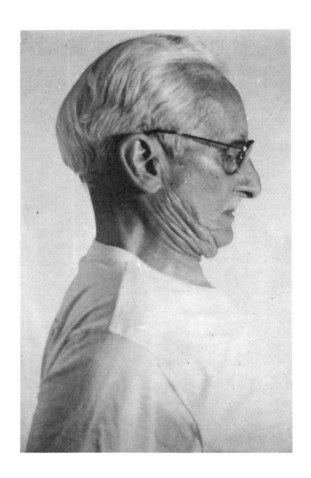

- Expire soltando *rapidamente* para baixo, relaxando-os completamente.
- Repita cinco vezes.

3) - Braço esquerdo à vertical, ao lado da cabeça, com a palma voltada para frente.
   - Braço direito ao longo do corpo, com a palma voltada para trás.
   - Force os dois braços para trás e sem interromper a respiração, permaneça alguns segundos.
   - Desça o braço esquerdo e eleve o direito, repetindo mais três vezes o exercício.

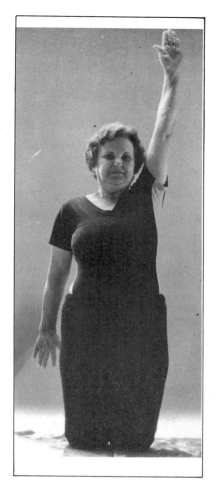

EFEITOS

- Alivia a tensão dos ombros, eliminando também a dor causada por bursite.
- Tonifica e lubrifica as articulações dos ombros, permitindo maior liberdade de movimentos.
- Ajuda a eliminar defeitos posturais e desnivelamento dos ombros.

## AQUECIMENTO PARA AS MÃOS E PULSOS

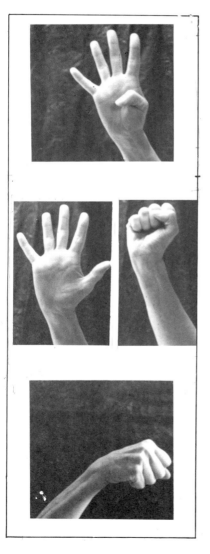

1) Mãos abertas, separar bem os dedos e depois dobrá-los um a um, tentando tocar a palma das mãos.

2) - Abrir e fechar as mãos diversas vezes.

3) - Mãos fechadas, girar lentamente os punhos para dentro e depois para fora, diversas vezes, deixando a mão bem relaxada.

4) - Mãos abertas, dedos unidos e voltados para o teto. Dobrar o pulso para baixo, deixando a mão bem solta. Repetir diversas vezes, sentindo bem o trabalho dos pulsos.

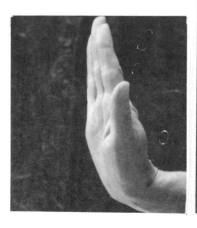
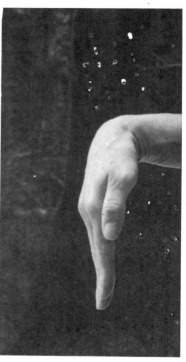

*EFEITOS*

- Estes exercícios são excelentes para aliviar e prevenir as dores e o endurecimento das articulações dos dedos e punhos.
- Aumentam a circulação do sangue nas mãos, deixando os dedos mais soltos e aumentando a sensibilidade tátil das pontas dos dedos.

## AQUECIMENTO PARA AS PERNAS E PÉS

1) Caminhar primeiro para a frente e depois para trás (de costas), com os pés nas seguintes posições:

a) - Caminhar na *ponta dos pés*, dobrando bem os artelhos.

b) - Caminhar *sobre os calcanhares*, erguendo bem a ponta dos pés.

c) - Caminhar apoiando-se somente sobre o *lado externo* dos pés.

d) - Caminhar apoiando-se somente no *lado interno* dos pés.

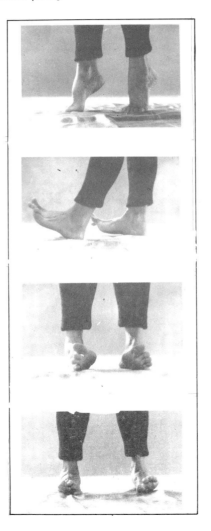

2) - Em pé, joelhos afastados e levemente flexionados.
   - Mãos apoiadas nas coxas.
   - Unir e depois afastar os joelhos.
   - Repetir diversas vezes.

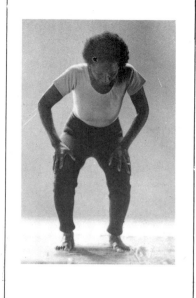

3) - Em pé, joelhos levemente afastados, mãos apoiadas nas coxas.
   - Flexionar os joelhos e bem lentamente fazer diversos círculos, primeiro para a direita e depois em sentido contrário.

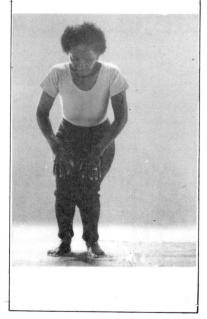

4) Sentar-se no chão com as pernas afastadas e estendidas. Apoiar as mãos no chão, sentindo-se bem confortável. Se preferir, sente-se em uma cadeira.

a) - *Afaste* bem todos os dedos dos pés e depois volte ao normal. Repita diversas vezes.

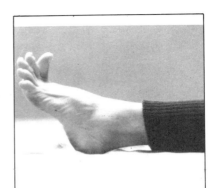

b) - *Dobre* os artelhos *para baixo*, encostando-os bem na sola dos pés.

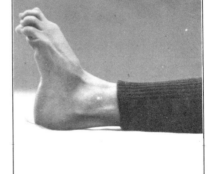

c) - *Dobre-os* agora *para cima*. Não movimente os tornozelos, o trabalho é somente dos artelhos.

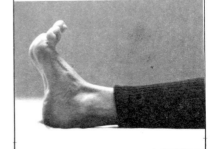

d) - *Flexione* os pés *para baixo* e depois *para cima*, bem devagar, sentindo o trabalho dos tornozelos, dos tendões do peito dos pés e dos tendões atrás dos calcanhares.

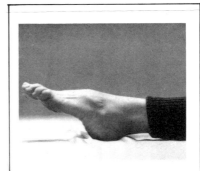

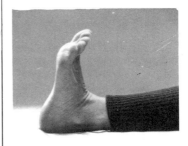

e) - Faça *círculos* com os pés unidos, bem lentamente, girando diversas vezes para a direita e depois para a esquerda. Procure não mover os joelhos.

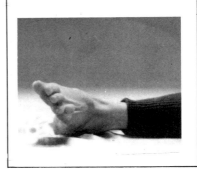

EFEITOS

- Estes exercícios devolvem a flexibilidade e mobilidade às articulações dos quadris, joelhos e pés.
- Aliviam as dores ciáticas, cãimbras e artrite dos joelhos.
- Ativam a circulação das pernas e dos pés.
- Proporcionam equilíbrio e segurança no andar e subir escadas.

41

# POSTURAS DO YOGA
## ASANAS

## ASANAS - POSTURAS DO YOGA

ASANAS são os exercícios psico-físicos do Yoga. São determinadas posturas do corpo, nas quais se permanece imóvel, firme e confortável, durante certo tempo.

Assim, como todas as práticas do YOGA, as posturas deverão ser executadas *lentamente, com muita calma e serenidade*, sem nenhum esforço físico ou mental.

Esta lentidão e suavidade é que torna a prática do Yoga ideal para as pessoas idosas, ou para aquelas que possuem uma rigidez crônica nas articulações.

No YOGA não existe competição, por isso, *o limite natural do corpo deverá ser sempre respeitado*.

Os movimentos lentos e a imobilidade nas posturas são necessários para que:

1º) os músculos e os tendões se alonguem naturalmente, adquirindo, com o tempo, maior flexibilidade;

2º) a mente se concentre nas regiões do corpo que estão sendo trabalhadas e,

3º) a respiração passe a ser consciente e controlada.

As posturas, quando executadas corretamente, com assiduidade e moderação, regularizam o funcionamento das glândulas, dos órgãos internos e, principalmente, do sistema nervoso.

Fortalecem e dão elasticidade à coluna vertebral, aos músculos e às articulações que, raramente, são movimentadas.

Com o progresso na prática dos asanas, conseguiremos não somente um físico saudável, harmonioso e flexível, mas sobretudo, uma atitude mental serena e equilibrada.

# OBSERVAÇÕES PARA A PRÁTICA DOS ASANAS

1) - Antes de iniciar a prática das posturas, leia atentamente as instruções, os benefícios e as contra-indicações de cada uma.

2) - Observe a maneira correta de *inspirar* e *expirar*, indicados em cada postura.

3) - As práticas do Hatha Yoga são, geralmente, executadas com os olhos fechados, para que a mente se desligue dos sentidos. Porém, no início, fique de olhos abertos para observar a posição correta do corpo.

4) - Entre uma postura e outra, faça sempre um pequeno relaxamento.

## POSTURA FÁCIL OU DA TRANQÜILIDADE - SUKHASANA

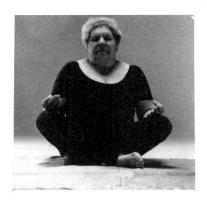

- Sentar-se, flexionando os joelhos e cruzando as pernas, na altura dos tornozelos.
- Joelhos à lateral e em direção ao solo.
- Coluna ereta, ombros relaxados, mãos sobre os joelhos, com as palmas voltadas para cima ou para baixo.
- Olhos fechados, rosto descontraído, observando a respiração.

### EFEITOS

- Produz tranqüilidade e descanso.
- Reduz a hipertensão.
- Relaxa e tonifica todos os órgãos abdominais.
- Dá flexibilidade às articulações da coxa, joelhos e tornozelos.
- Útil para distúrbios nervosos, porque a mente e o corpo são levados a um harmonioso estado de equilíbrio e tranqüilidade.
- Postura indicada para a concentração e a meditação.

*OBSERVAÇÃO*: No início, sente-se sobre uma almofada, principalmente se as articulações dos joelhos e tornozelos estiverem muito endurecidas. Permanecer alguns minutos nesta posição, *diariamente*, enquanto estiver assistindo televisão, ou lendo, ou mesmo falando ao telefone. Aos poucos, vá aumentando o tempo de permanência. Se tiver varizes, não permaneça muito tempo com as pernas cruzadas.

## POSTURA DO DIAMANTE : VAJRASANA

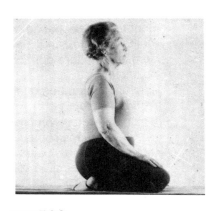

- Ajoelhar-se, tentando sentar-se sobre os calcanhares.
- Joelhos unidos, peito dos pés apoiados no chão.
- Coluna ereta, mãos repousadas naturalmente sobre os joelhos.
- Fechar os olhos, relaxando os ombros, o rosto, os braços e as mãos, numa atitude tranqüila e pacífica.

*EFEITOS*

- Tonifica os músculos, articulações e nervos das coxas, das pernas e pés.
- Excelente para facilitar a digestão, podendo ser praticada logo após a refeição.
- Combate a prisão de ventre.
- Alivia as dores ciáticas.
- Produz estado de calma e tranqüilidade física e mental, sendo, por isso, indicada para a concentração e meditação.

*OBSERVAÇÃO:* - *No início, se tiver dificuldades em sentar-se sobre os calcanhares, coloque uma toalha dobrada, ou uma pequena almofada embaixo dos pés e outra, entre os quadris e os calcanhares.*

É necessário movimentar diariamente os pés, trabalhando bem os tendões e os tornozelos, para que se tornem flexíveis, permitindo permanecer na postura com conforto e estabilidade.

Se sentir formigamento nas pernas, saia da postura, estendendo as pernas à frente e relaxando.

## POSTURA DA BORBOLETA : BADRASANA

- Sentar-se, flexionando os joelhos e unindo as solas dos pés.
- Colocar as mãos entrelaçadas sob os pés.
- Coluna ereta, *respiração livre*.
- Procure deixar as pernas bem relaxadas, para que os joelhos se aproximem do chão.

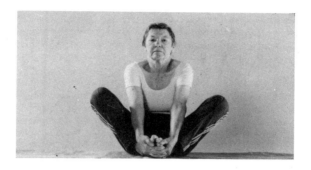

*OBSERVAÇÃO*: - Se não conseguir colocar as mãos sob os pés, segure nos tornozelos ou mesmo nas pernas.

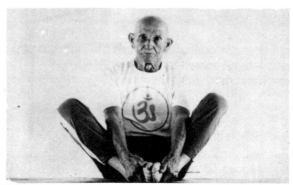

*EFEITOS*

- Alivia a dor ciática e dá flexibilidade aos joelhos e tornozelos.
- Alivia a dor e a sensação de peso nos testículos.
- Mantém os rins, próstata e bexiga saudáveis.

## POSTURA DA FOLHA DOBRADA : DARMIKASANA

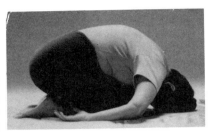

- Sentar-se sobre os calcanhares e flexionar o tronco à frente, apoiando a testa no chão.
- Colocar os braços no solo ao lado das pernas, com os cotovelos apoiados no chão, relaxando bem os ombros.

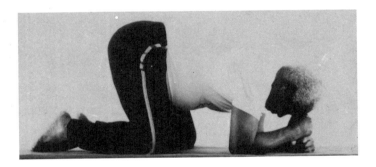

- Se preferir, sobreponha a mão direita sobre a esquerda apoiando a testa sobre elas.
- Permanecer com a *respiração livre*.

*EFEITOS*

- Relaxa e alonga suavemente a coluna.
- Irriga intensamente o cérebro.
- Massageia todos os órgãos abdominais.
- Postura relaxante.

*OBSERVAÇÃO*: -Se tiver varizes, não permaneça muito tempo sentado sobre os calcanhares.

## POSTURA DA PALMEIRA: THALASANA

- Em pé, pés paralelos, mais ou menos afastados.
- Braços ao longo do corpo, coluna ereta.
- Fixar um ponto à frente.

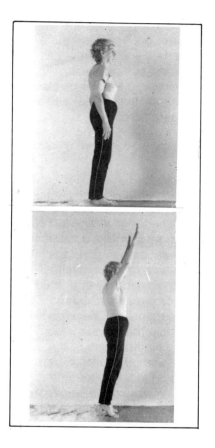

- Inspirar elevando os calcanhares e os braços à vertical, cotovelos bem estirados.
- Permanecer respirando tranqüilamente, sentindo o alongamento do corpo todo.
- Numa expiração, vá lentamente recolocando os calcanhares no chão, descendo os braços à lateral.

*EFEITOS*

- Alivia as pressões entre as vértebras, diminuindo as dores nas costas.
- Impede à calcificação das articulações dos ombros.
- Dá maior elasticidade aos músculos do tórax.
- Fortalece a musculatura das pernas.

## POSTURA DO HORIZONTE OU DO ARQUEIRO : PURNASANA

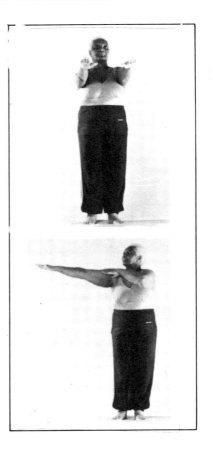

- Em pé, coluna ereta, pernas ligeiramente afastadas, pés paralelos.
- *Inspirar*, elevando os braços à frente, na altura dos ombros.
- *Expirar* girando lentamente o tronco, a cabeça e os braços para a esquerda (o braço direito fica flexionado e a mão toca o ombro esquerdo).
- Permanecer *respirando naturalmente*, sentindo a torção da coluna.
- *Inspirando*, voltar o tronco e os braços à frente e, bem devagar e expirando, repetir do outro lado.

*EFEITOS*

- Como toda postura de torção, tonifica o sistema nervoso.
- Ajuda a correção dos desvios da coluna.
- Melhora o funcionamento de todos os órgãos abdominais.
- Evita o envelhecimento precoce.

## POSTURA DA CEGONHA : PADAHASTASANA

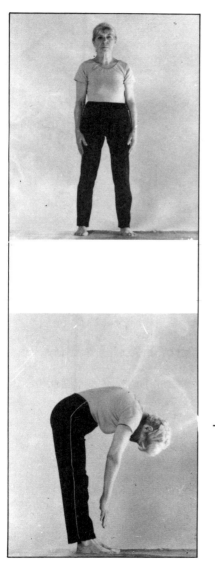

Em pé, pernas levemente afastadas, pés paralelos.
Braços ao longo do corpo.

- *Expirando*, iniciar lentamente a flexão do tronco, partindo da região das virilhas, para que a coluna desça o mais reta possível, até ficar paralela ao chão.

- Bem devagar, ir arredondando as costas, braços e cabeça bem relaxados, tentando aproximar as mãos dos tornozelos ou onde for possível, procurando não flexionar os joelhos.

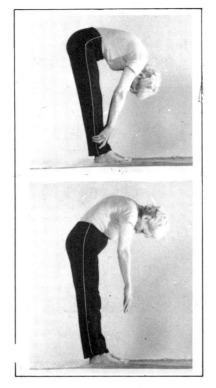

- Voltar lentamente, desenrolando a coluna, deixando os braços e a cabeça bem soltos, até que a última vértebra da coluna esteja recolocada.

*EFEITOS*

- Tonifica os órgãos abdominais, os músculos e nervos localizados ao longo da coluna.
- Irriga intensamente o cérebro, beneficiando as glândulas e os órgãos aí localizados.
- Alivia as dores ciáticas.
- Diminui a gordura abdominal.
- Elimina gases intestinais e a prisão de ventre.
- Proporciona autoconfiança e otimismo.

*OBSERVAÇÃO*: - À medida que a coluna for se tornando mais flexível, a cabeça irá se aproximando cada vez mais dos joelhos.
Permaneça na postura com os olhos abertos para não sentir tontura ou desequilibrar-se.

## POSTURA DE CÓCORAS : UTKATASANA

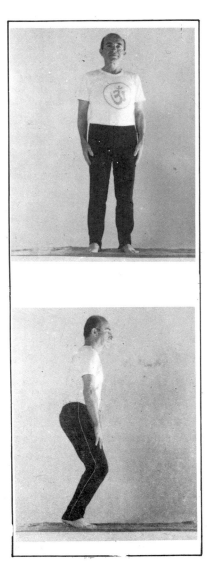

- Em pé, pernas levemente afastadas, coluna ereta, braços ao longo do corpo. Fixar um ponto à frente.

- Inspirar, elevando os calcanhares e os braços à frente, na altura dos ombros. *Expirando*, ir lentamente flexionando os joelhos até sentar-se sobre os calcanhares.

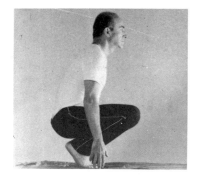

- Coluna sempre ereta, respiração livre, apoiar as mãos nos joelhos ou apoiar a ponta dos dedos no chão, para não perder o equilíbrio. Permanecer agachado e imóvel durante alguns segundos.

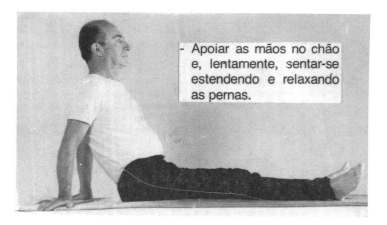

- Apoiar as mãos no chão e, lentamente, sentar-se estendendo e relaxando as pernas.

EFEITOS

- Excelente para combater a prisão de ventre e gases.
- Desenvolve a flexibilidade dos joelhos endurecidos, facilitando o caminhar e a subida de escadas.
- Ajuda a corrigir a postura da coluna vertebral.
- Trabalha intensamente os artelhos e os tendões dos pés.

OBSERVAÇÃO: -Se tiver dor nos joelhos, inicie a postura apoiando as mãos em uma mesa ou em uma cadeira bem firme. Não force os joelhos. Não tenha pressa, trabalhe com muita calma.

## POSTURA DA LUA : CHANDRASANA

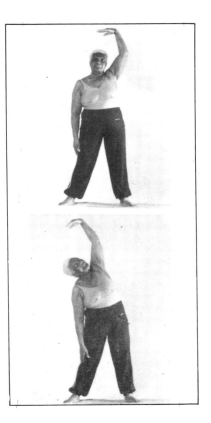

- Em pé, pernas afastadas, pés paralelos.
- Erguer o braço esquerdo bem junto à orelha, deixando-o arredondado sobre a cabeça, bem relaxado.
- O braço direito permanece bem solto ao longo do corpo.
- *Expirando*, inclinar o tronco à direita, procurando não deixar o tronco cair à frente.
- Girar lentamente o pescoço, olhando para a mão sobre a cabeça, permanecendo com a *respiração livre*.
- *Inspirando*, verticalizar o tronco e *expirando*, descer o braço esquerdo. Repetir do outro lado.

*EFEITOS*

- Revitaliza o corpo todo, evitando o envelhecimento precoce.
- Ajuda a correção dos desvios da coluna, aliviando as dores nas costas e torcicolos.
- Massageia o fígado, pâncreas, estômago, baço e intestinos.
- Elimina a gordura da cintura.
- Dá maior flexibilidade aos músculos intercostais, melhorando a capacidade pulmonar.

## POSTURA DA PINÇA : PASCHIMOTANASANA

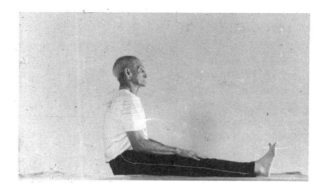

- Sentar-se com as pernas unidas e estendidas.
- Coluna *ereta*, mãos sobre os joelhos.

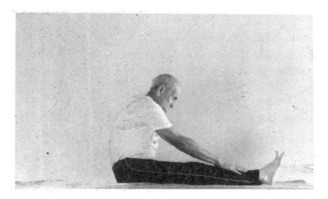

- *Expirando*, contrair o abdômem flexionando o tronco à frente, coluna ereta, tentando segurar os tornozelos ou as pernas, evitando flexionar os joelhos.
- Permanecer com a *respiração livre*, sem se movimentar, relaxando os ombros, a cabeça e a região lombar.

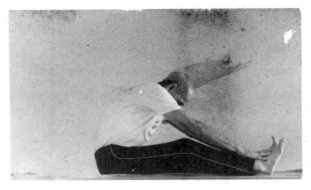

- Quando se sentir bem relaxado, tente aproximar a cabeça dos joelhos.

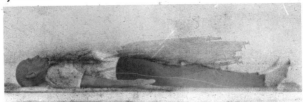

- Permaneça mais alguns instantes e depois, lentamente, vá desenrolando a coluna, deitando-se de costas, relaxando todo o corpo.

## EFEITOS

- Reduz a obesidade em geral.
- Tonifica a coluna e todos os órgãos abdominais.
- Excelente contra a prisão de ventre e dores do nervo ciático.
- Beneficia os órgãos sexuais, bexiga, reto e próstata.
- Alivia torcicolos e dores lombares.
- Indicado no tratamento dos problemas respiratórios, como a asma, bronquite, etc.
- Postura rejuvenescedora.

*OBSERVAÇÃO*: -Se sentir cãimbra no abdômem quando estiver com o tronco flexionado, volte lentamente a sentar-se. Relaxe um pouco deitado e depois tente novamente a postura.

61

## POSTURA DAS PERNAS ELEVADAS: UDHITTA PADASANA

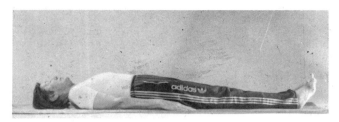

- Deitar de costas com as pernas unidas e estendidas. Palmas das mãos para baixo.

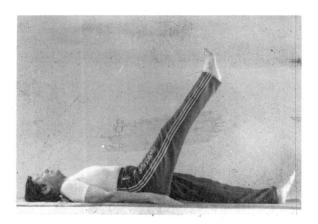

- *Inspirando*, erguer a perna direita bem estendida, conservando a outra no chão.
- Permanecer alguns instantes *respirando naturalmente* e procurando relaxar o rosto, ombros e abdômem.
- *Expirando*, retornar a perna ao chão bem devagar, se possível estendida.
- Repita com a outra perna. Relaxe.

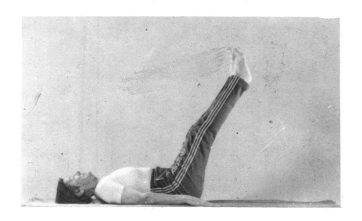

- Inspirando, erga as duas pernas ao mesmo tempo.

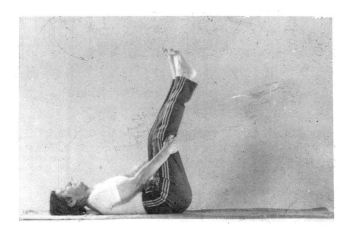

- Se não puder manter as pernas estendidas à vertical, deixe-as levemente flexionadas e apoiadas nas mãos, atrás dos joelhos.

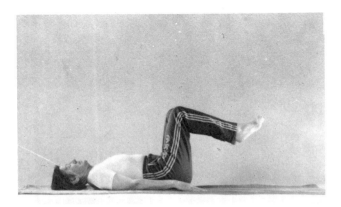

*Expirando*, recoloque lentamente as pernas estendidas ou fletidas no chão.

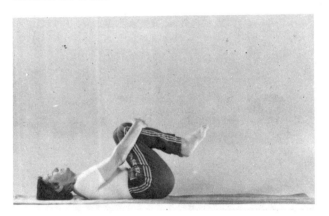

- Se tiver dor na coluna, flexione os joelhos e abrace as pernas, girando o corpo para os lados, *bem devagar*. A cabeça acompanha o movimento das pernas.

*EFEITOS*

- Massagem nos órgãos abdominais, fortalecendo os músculos e eliminando a gordura abdominal.
- Trabalha intensamente a articulação da coxa-quadril, permitindo uma melhor locomoção.
- Melhora a prisão de ventre e a debilidade sexual.

## MEIA POSTURA DO CAMELO : ARDHA USTRASANA

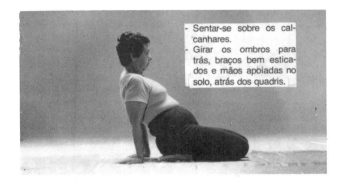

- Sentar-se sobre os calcanhares.
- Girar os ombros para trás, braços bem esticados e mãos apoiadas no solo, atrás dos quadris.

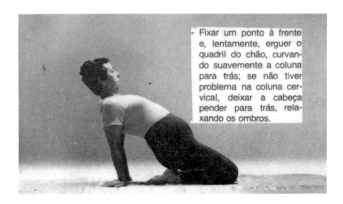

- Fixar um ponto à frente e, lentamente, erguer o quadril do chão, curvando suavemente a coluna para trás; se não tiver problema na coluna cervical, deixar a cabeça pender para trás, relaxando os ombros.

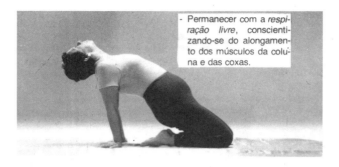

- Permanecer com a *respiração livre*, conscientizando-se do alongamento dos músculos da coluna e das coxas.

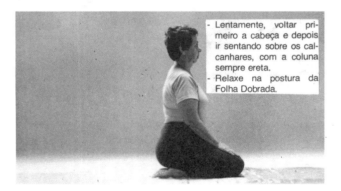

- Lentamente, voltar primeiro a cabeça e depois ir sentando sobre os calcanhares, com a coluna sempre ereta.
- Relaxe na postura da Folha Dobrada.

## EFEITOS

- Fortalece as coxas e as articulações dos pés.
- Tonifica toda a musculatura da coluna.
- Corrige os ombros caídos, melhorando a postura.
- Dá elasticidade à caixa torácica, beneficiando a parte baixa dos pulmões.
- Atua nas glândulas sexuais e na tireóide.

## POSTURA DA ESFINGE OU MEIA POSTURA DA COBRA
### ARDHA BHUJANGASANA

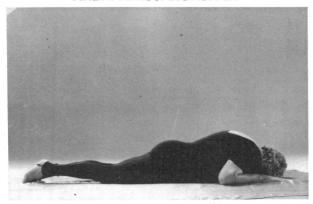

- Deitar de bruços com as pernas unidas, peito dos pés no chão.
- Cotovelos; antebraços e palmas das mãos apoiadas no chão, ao lado do rosto. Testa também apoiada no chão.

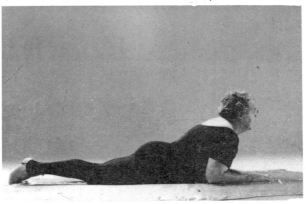

- *Inspirar*, elevando primeiro a cabeça, depois os ombros, sem tirar os cotovelos do chão, flexionando levemente a coluna para trás.
- *Expirar*, permanecendo na postura com a respiração livre, procurando relaxar a região lombar (parte de trás da cintura).

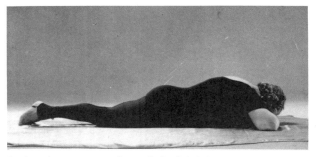

- Voltar lentamente à posição inicial.
- Relaxar, colocando a testa sobre as mãos sobrepostas.

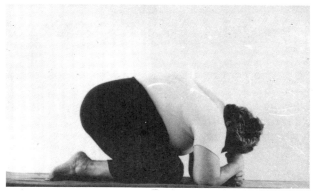

- Passe depois para a postura da Folha Dobrada.

EFEITOS

- Massageia os rins e estimula as glândulas supra-renais.
- Beneficia o funcionamento de todos os órgãos abdominais.
- Dá flexibilidade e fortalece todos os músculos da coluna.
- Combate dores nas costas, prisão de ventre e insônia.
- Excelente estimulante respiratório. porque amplia a caixa torácica.

OBSERVAÇÃO: -Se tiver dor na região lombar, inicie a postura com muita suavidade. Vá aumentando, lentamente, o tempo de permanência.

## POSTURA DA PONTE : VILOMASANA

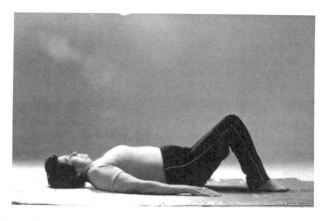

- Deitar de costas, com os joelhos fletidos e levemente separados.
- Pés apoiados no chão, o mais próximo possível do quadril. Braços ao longo do corpo, palmas voltadas para baixo.

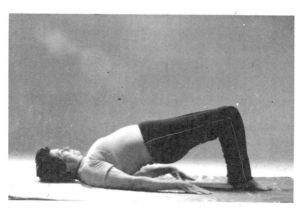

- *Inspirar*, erguendo lentamente as costas e os quadris do chão, como se fosse uma ponte.
- Permanecer alguns segundos *respirando naturalmente*.

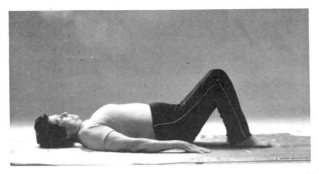

- *Numa expiração*, recolocar suavemente a coluna e depois os quadris no chão.

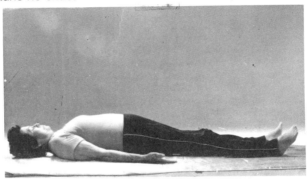

- Estender as pernas e relaxar.

EFEITOS

- Tonifica os nervos e os músculos da coluna dorsal e lombar.
- Fortalece e reduz o abdômem.
- Ajuda a combater os problemas estomacais e a prisão de ventre.

OBSERVAÇÃO: - Como variação desta postura, ao *inspirar* eleve os quadris, levando ao mesmo tempo os braços estendidos além da cabeça.
Ao *expirar* recoloque as costas, descendo também os braços ao longo do corpo.

## POSTURA LIBERTADORA DE GASES :
## PAVANA MUKTASANA

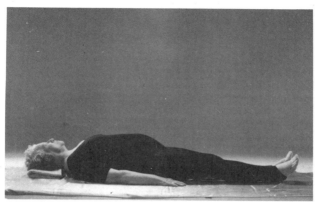

- Deitar de costas, pernas unidas, braços ao longo do corpo, ombros bem relaxados.

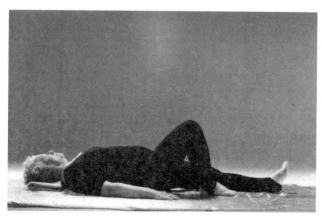

- Permanecer com a perna esquerda bem estendida e o joelho direito flexionado.

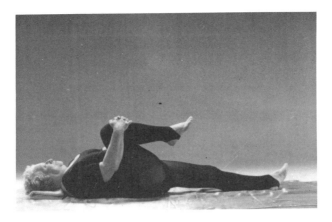

- Abraçar o joelho permanecendo alguns instantes, sem contrair os ombros, apenas relaxando as costas.

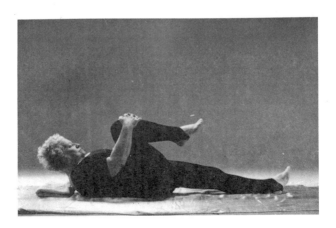

- *Numa expiração*, erguer a cabeça aproximando a testa do joelho.
- Deixar o ar entrar, recolocar a cabeça no chão e, depois, estender a perna flexionada.

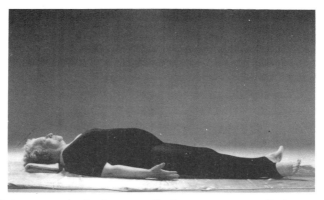

Relaxar uns instantes, repetindo com a perna direita.

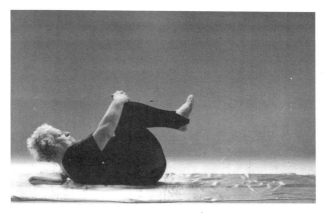

- Repetir agora com os dois joelhos fletidos e unidos.

*EFEITOS*

- Harmoniza o trabalho das glândulas em geral.
- Corrige os problemas do aparelho digestivo, inclusive prisão de ventre e gases intestinais.
- Trabalha as articulações dos joelhos e coxo-quadril.
- Tonifica a coluna cervical, atuando na correção dos desvios de toda a coluna, dando alívio às dores lombares.
- Combate a bronquite asmática.

## MEIA POSTURA DO GAFANHOTO : ARDHA SALABHASANA

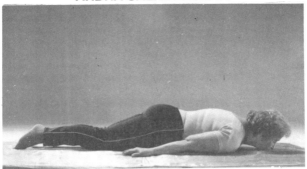

- Deitar de bruços com as pernas unidas, braços ao longo do corpo com as palmas das mãos apoiadas no chão.
- O queixo deverá ficar apoiado no chão durante toda a permanência da postura.

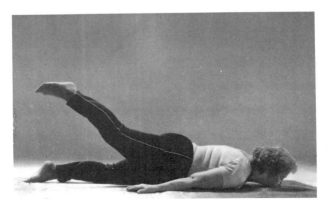

- *Inspirar*, elevando a perna direita bem esticada para o alto, procurando não virar os quadris. Apoiar o peso do corpo nas mãos.
- Permanecer com a respiração livre e depois recolocar a perna no chão.
- Repetir com a perna esquerda.

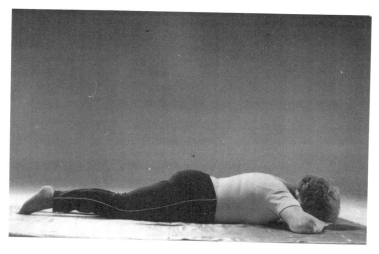

- Depois, relaxar alguns instantes, com as mãos sobrepostas sob o queixo; passe para a posição da Folha Dobrada.

*EFEITOS*

- Fortifica os músculos das costas.
- Combate a prisão de ventre, hemorróidas e gases.
- Tonifica as glândulas sexuais.
- Modela e tonifica os músculos dos quadris, pernas e abdômem.

## TORÇÃO DA COLUNA : VAKRASANA

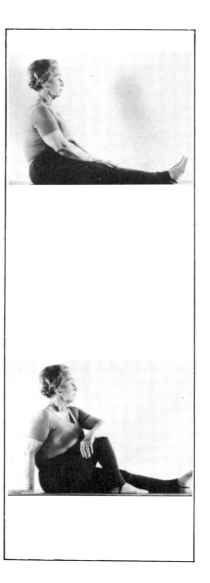

- Sentar-se com as pernas estendidas, costas eretas.

- Fletir a perna direita e apoiar o pé no chão ao lado do joelho esquerdo.
- Apoiar a mão direita atrás no solo, bem no meio das costas. Os dedos unidos, apontados em direção contrária ao corpo.
- Colocar o cotovelo esquerdo sobre o joelho direito, deixando que a mão tombe em direção à coxa.

- *Inspire* e *expirando*, torça lentamente a coluna, os ombros e a cabeça para a direita.
- Permanecer *respirando naturalmente*, procurando relaxar o pescoço e os ombros, concentrando-se na torção da coluna.
- Bem devagar, volte à posição inicial e repita do outro lado.

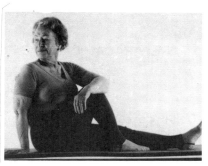

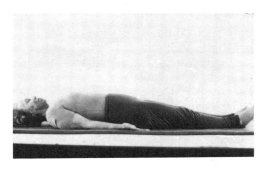

- Relaxe alguns instantes.

*EFEITOS*

- Excelente para asmáticos.
- Dá flexibilidade a toda a coluna, eliminando a rigidez das articulações dos ombros.
- Massageia naturalmente os órgãos abdominais, principalmente o fígado, baço e rins.
- Ativa a circulação das pernas, beneficiando o nervo ciático.

*OBSERVAÇÃO*: -Esta torção da coluna deverá ser conseguida através do relaxamento e não da força. Não faça nenhum movimento brusco. *Não tenha pressa.*

## PREPARAÇÃO PARA AS POSTURAS INVERSAS

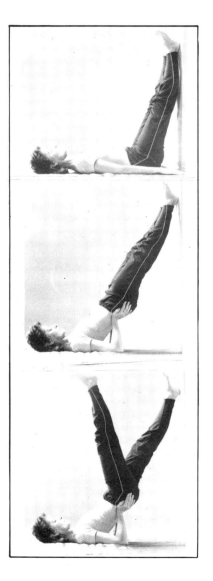

- Deitar de costas com o quadril bem próximo à parede.
- Pernas unidas e estendidas, com os calcanhares apoiados na parede.
- Pescoço bem apoiado no solo - ombros relaxados - braços ao longo do corpo.
- Permanecer algumas respirações.

- Lentamente, ir caminhando na parede, tirando os quadris e as costas do chão.
- Apoiar as mãos sob os quadris conservando os cotovelos no chão.

- Quando se sentir confortável, poderá tirar a perna direita da parede, levando o pé em direção à cabeça, permanecendo alguns segundos.

- Recolocar o pé na parede e, *sempre lentamente*, repetir com a outra perna.

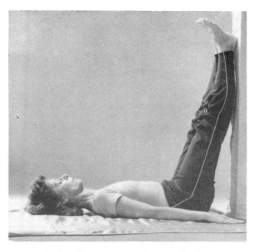

- Lentamente, vá deslizando o pé para baixo, até a coluna ficar apoiada novamente no chão.

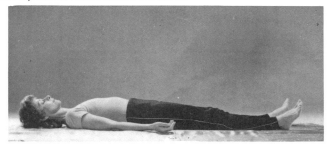

- Deite-se de costas com as pernas estendidas no chão, para que a circulação volte ao normal.

*EFEITOS*

- Os mesmos benefícios da Postura Rejuvenescedora (Viparita Karani) porém, em menor intensidade.

*OBSERVAÇÃO*: -Quando estiver com os pés apoiados na parede, aproveite para movimentar os artelhos, os tendões e os tornozelos.

## POSTURA INVERSA REJUVENESCEDORA
## VIPARITA KARANI

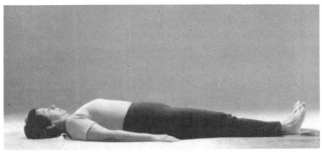

- Deitar de costas com as pernas unidas e estendidas.
- Braços ao longo do corpo, palmas das mãos voltadas para baixo.

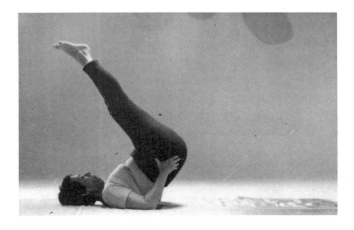

- Elevar as pernas unidas e, em seguida, elevar os quadris apoiando o peso do corpo nas mãos.
- Permanecer com a *respiração livre*, relaxando o rosto, a garganta e os ombros.

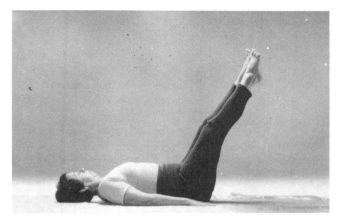

**RETORNO**

- Inclinar as pernas na direção da cabeça.
- Apoiar as palmas das mãos no solo e, lentamente, ir recolocando a coluna até que os quadris volte ao chão, descendo depois as pernas estendidas, bem vagarosamente.

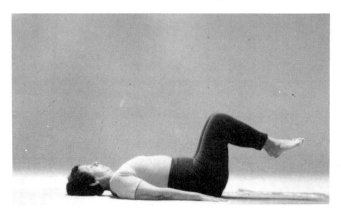

- Se tiver dor na coluna, deixe as pernas flexionadas tanto na hora de elevá-las como para descê-las.

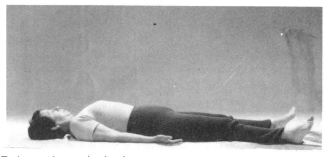

- Relaxe alguns instantes.

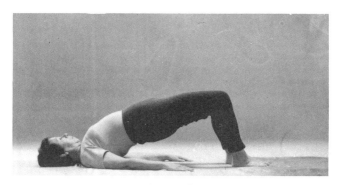

- Faça a postura da ponte (Vilomásana).

*EFEITOS*

- Devido a intensa irrigação no cérebro, melhora o funcionamento das glândulas e órgãos localizados na cabeça e pescoço.
- Elimina a visceroptose (órgãos abdominais deslocados para baixo).
- Alivia a prisão de ventre e o trabalho do coração.
- Melhora a dor nas pernas, evitando as varizes.

*OBSERVAÇÃO*: -Se tiver problemas cardíacos, pressão alta, glaucoma ou problemas nas vértebras cervicais, evite esta postura. Coloque somente as pernas elevadas na parede.

## MEIA POSTURA DO PEIXE : ARDHA MATSYASANA

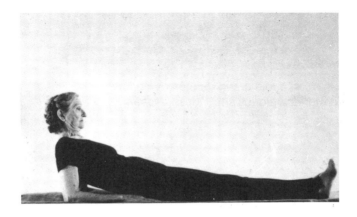

- Sentar-se com as pernas unidas, inclinando o tronco para trás e apoiando os cotovelos no solo, os antebraços e as mãos ao lado dos quadris.

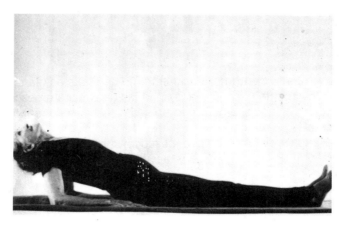

- Lentamente, ir arqueando bem o peito para cima, pendendo a cabeça para trás.

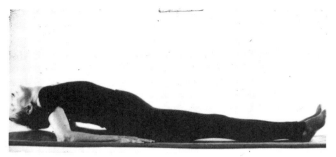

- Se puder, apoie o alto da cabeça no chão.
- Permaneça alguns segundos, *respirando naturalmente.*

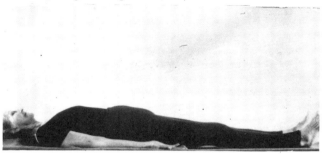

- Voltar lentamente, deslizando primeiro a cabeça e depois as costas, deitando e relaxando bem a coluna e os ombros no chão.

*EFEITOS*

- Atua intensamente no funcionamento de todas as glândulas, especialmente nas glândulas situadas na cabeça e pescoço.
- Melhora o funcionamento do aparelho respiratório, urinário e genital.
- Massageia naturalmente o pescoço, tórax e coluna, eliminando a tensão e a rigidez muscular.

*OBSERVAÇÃO:* -Se tiver algum problema na coluna cervical, não force a cabeça para trás. Inicie a postura com muita suavidade, somente olhando para o teto.

# RESPIRAÇÃO

A respiração é a base da vida.

O Yoga nos ensina a ciência de respirar consciente e corretamente, pois uma respiração deficiente, afeta todo o funcionamento do nosso organismo.

Nosso ritmo respiratório muda conforme nosso estado físico ou mental. Assim sendo, a respiração é o espelho que reflete nosso ânimo. Da mesma forma que as emoções agem sobre a respiração, esta age sobre as emoções.

Apesar da respiração ser automática, felizmente podemos ter um grande controle sobre ela.

Este controle voluntário da entrada e saída do ar, bem como de permanecer com os pulmões cheios ou vazios, durante certo tempo, exige que a mente participe ativamente do trabalho do aparelho respiratório.

Estas práticas para o controle da respiração recebem o nome de *PRANAYAMA*.

Para as pessoas idosas, o aprendizado dos exercícios respiratórios torna-se indispensável, por eliminarem a rigidez muscular da caixa torácica e por aumentarem a resistência do organismo.

No Yoga, a respiração deverá ser sempre *lenta, suave e silenciosa*, por isso, *não devemos forçar* para que o ar entre e saia. (Veja observação).

A inspiração (entrada do ar) e a expiração (saída do ar) deverão ser sempre pelo *nariz*, para que o ar possa ser umedecido, filtrado e aquecido.

Os pranayamas descontraem, purificam e vitalizam o corpo todo, além de nos proporcionar auto-domínio, paz e tranqüilidade mental.

OBSERVAÇÃO: - Como exceção, somente alguns pranayamas (não mencionados neste manual), são executados de forma rápida e, em alguns outros, utilizando-se a boca.

## RESPIRAÇÃO ABDOMINAL - Respiração relaxante

- Deite-se confortavelmente com as costas bem apoiadas no chão, inclusive o pescoço, para que a cabeça seja um prolongamento da coluna.
- Joelhos flexionados e unidos, os pés afastados.

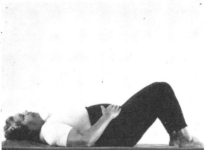

- Mãos apoiadas suavemente no abdômem.
- Corpo relaxado, olhos fechados.
- Concentre-se no movimento lento e ritmado da respiração, conservando o peito imóvel.
- Observe a leve subida e descida do abdômem, sem forçá-lo para cima. Sinta os músculos laterais do abdômem se afastando para fora quando o ar entra e, voltando ao normal, na expiração.
- Não force a respiração. Calmamente, vá controlando para que a *saída do ar* seja *mais prolongada* que *a entrada*.

*EFEITOS*

- Equilibra a circulação sanguínea do abdômem, massageando todos os órgãos desta região.
- Alivia a dor nas costas (região sacro-lombar).
- Ativa a circulação das pernas e pés.
- Elimina as tensões emocionais e a insônia.

*OBSERVAÇÃO*: -Esta respiração, poderá ser executada na posição sentada ou em pé. Para os principiantes, é recomendada a posição deitada, por permitir que a coluna fique mais confortável e o corpo relaxado, havendo assim, uma maior conscientização da região abdominal.

## RESPIRAÇÃO MÉDIA OU COSTAL

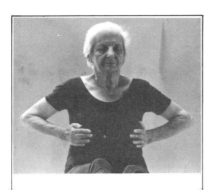

- Em pé ou sentado no chão com as pernas cruzadas, ou sentado sobre os calcanhares. Se preferir, sente-se em uma cadeira.

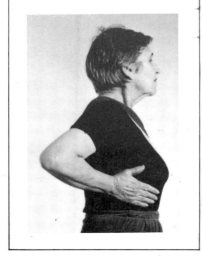

- Coluna ereta, palmas das mãos apoiadas nas costelas, ou seja, ao *lado* da caixa torácica (não na frente).
- Olhos fechados, ombros, braços e rosto descontraídos.

- *Inspirar* suavemente, sentindo as costelas se afastarem para os lados, o tórax se ampliando, enchendo de ar a região média dos pulmões.
- *Expirar* lentamente, pressionando as mãos firmemente nas costelas, em direção ao meio do tronco, como se fosse uma sanfona se fechando.
- Relaxar a pressão das mãos durante a inspiração, para que as costelas se movimentem facilmente.
- Repetir diversas vezes, procurando não movimentar o abdômem, somente a região que está sob as mãos.

## EFEITOS

- Auxilia a recuperar a mobilidade da caixa torácica, geralmente muito rígida nas pessoas tensas ou idosas.
- Excelente preventivo contra as doenças cardíacas.
- Proporciona alívio aos cardíacos e aos portadores de gastrite.
- Equilibra as emoções.

## RESPIRAÇÃO ALTA OU CLAVICULAR

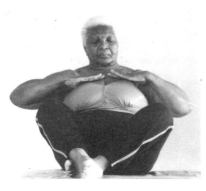

- Em pé ou sentado no chão com as pernas cruzadas, ou sentado sobre os calcanhares. Se preferir, sente-se em uma cadeira. *Coluna sempre ereta.*
- Colocar os dedos indicadores sob as axilas e as palmas das mãos apoiadas sobre o peito.
- Olhos fechados, rosto e ombros relaxados.
- *Inspire* lentamente, concentrando-se no alargamento da parte alta do torax, que ocasiona a leve abertura do peito, levando os ombros para trás, sem tensão.
- *Expire* bem devagar, sentindo a musculatura voltar ao normal, como se as pontas dos dedos quisessem se unir.
  Procure não movimentar o abdômem, nem a região média dos pulmões, pois o trabalho é somente da parte alta dos pulmões.
- Faça algumas respirações e depois relaxe.

*EFEITOS*

- Hiperventila a parte alta dos pulmões.
- Proporciona maior oxigenação na cabeça.
- Elimina as alergias do aparelho respiratório.
- Alivia as dificuldades dos asmáticos, causadas pela má eliminação do ar residual na parte alta dos pulmões, o que dificulta a entrada de ar novo.

## RESPIRAÇÃO PROFUNDA OU COMPLETA

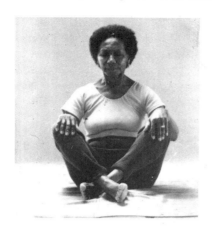

- Sentar-se no solo com as pernas cruzadas ou sobre os calcanhares. Se preferir, sente-se em uma cadeira. Coluna ereta, mãos apoiadas nos joelhos.
- Olhos fechados, sem nenhuma tensão nos ombros, braços e mãos.
- Relaxe o rosto.

- Inspirar lentamente, enchendo primeiramente a parte baixa dos pulmões, em seguida a parte média e, por último, a alta.
- Expirar lentamente, esvaziando todo o ar dos pulmões.
- Continuar respirando de forma contínua, sem nenhum esforço, deixando que o ar passe livremente desde o abdômen até o alto do peito, com muita naturalidade, sem interrupções.

*EFEITOS*

- Massageia e oxigena o corpo todo, vitalizando todos os órgãos internos.
- Aumenta as defesas do organismo.
- Desenvolve o auto-domínio e a auto-confiança.
- Descontrai o corpo todo, acalmando o sistema nervoso.
- Excelente contra a insônia.
- Trabalha as três partes dos pulmões.

## UJJAYI - RESPIRAÇÃO VITORIOSA

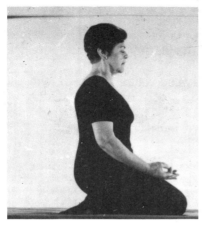

- Sentar-se confortavelmente com as pernas cruzadas ou sobre os calcanhares. Se preferir, sente-se em uma cadeira.
- *Coluna sempre ereta*, ombros e braços bem relaxados.
- Mãos apoiadas nos joelhos, bem descontraídas.
- Expirar, fazendo uma limpeza pulmonar.
- *Inspire* lentamente, produzindo um som suave vindo do fundo da garganta (na região da laringe, onde a boca e o nariz se comunicam).
- *Expire* bem devagar, emitindo o mesmo som, porém *mais audível*. Este som é semelhante ao produzido por alguém que está começando a dormir, ou mesmo parecido ao som de um leve suspiro.
- Fazer 10 respirações bem lentas, sem tensão alguma, concentrando-se na entrada e saída do ar no fundo da garganta. Este ruído nos faz lembrar também, o som produzido pelo mar.

*EFEITOS*

- É indicado para problemas do coração e diabetes.
- Estimula o funcionamento das glândulas situadas no pescoço (tireóides e para-tireóides).
- Acalma o sistema nervoso e tonifica os nervos.
- Corrige a pressão baixa e regula a pressão alta.

## RESPIRAÇÃO POLARIZADA OU ALTERNADA

Nesta respiração utilizamos uma narina de cada vez, isto é, enquanto uma permanece fechada, o ar é expirado e depois inspirado pela outra narina.
*A mão direita* fechará *delicadamente* as narinas, alternadamente.

NARINA ESQUERDA

NARINA DIREITA

Observe no desenho, a posição dos dedos da mão direita.
A ponta do polegar fechará a narina direita e a ponta do dedo anular (dedo da aliança), a narina esquerda.
*A mão esquerda* permanecerá relaxada sobre o joelho.
Não force a entrada e a saída do ar. Lembre-se que a respiração deverá ser sempre *muito lenta, tranqüila e silenciosa*.

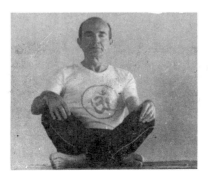

- Sente-se confortavelmente em uma cadeira ou no chão, com as pernas cruzadas, ou sentado sobre os calcanhares.
- Coluna *sempre ereta*, ombros relaxados, olhos fechados, rosto descontraído.
- Faça primeiro uma expiração com as duas narinas.

- Comece fechando a narina direita com o polegar e *inspire*, suavemente, pela *narina esquerda*.

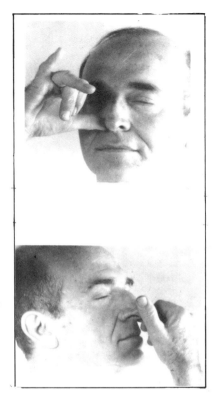

- Com os pulmões cheios, *feche a narina esquerda* e *solte o ar*, lentamente, pela *narina direita*.
- Por esta mesma narina, *inspire*.
- Com os pulmões cheios, *feche a narina direita* e *expire* pela *esquerda*.
- Continue respirando alternadamente, sempre trocando de narina, quando os pulmões estiverem cheios. Termine o exercício expirando pela narina esquerda.


*EFEITOS*

- Purifica o sistema nervoso.
- Aumenta o poder de concentração.
- Tranquiliza a mente, sendo excelente para pessoas nervosas, ou com tendência à depressão.
- É indicada contra a insônia.

## POSTURA DO REPOUSO PROFUNDO (SAVASANA)

O relaxamento tem como finalidade, reduzir as contrações musculares e as tensões emocionais.

Uma das mais eficientes formas de relaxamento, consiste em permanecer deitado de costas no solo, com os olhos fechados, numa atitude tranqüila, pacífica e abandonada, *porém consciente*. Embora isto pareça muito simples e mesmo fácil, torna-se quase impraticável se não tivermos adquirido primeiro o controle físico e emocional, através da prática dos asanas (posturas) e dos pranayamas (controle respiratório).

Já sabemos que todos os músculos do nosso corpo são comandados pelos nervos. Ao conseguirmos descontrair os músculos, haverá um alívio das tensões dos centros nervosos, isto é, os nervos deixam de transmitir as mensagens ao cérebro, eliminando assim o "stress", ou o esgotamento nervoso.

Notamos, então, que durante o relaxamento, ao reduzirmos a tensão muscular, conseguiremos também, automaticamente, acalmar a mente.

As tensões mentais constantes, podem repercutir no funcionamento de uma glândula, de um órgão ou de um músculo, alterando seu perfeito funcionamento e, como conseqüência, aparecerão diversas doenças, como a pressão alta, problemas digestivos e respiratórios, insônia, depressão, etc.

O relaxamento, ao aliviar as tensões mentais e as físicas, revitaliza todo o organismo, ajudando o homem a enfrentar as dificuldades do seu cotidiano com muita serenidade e equilíbrio emocional.

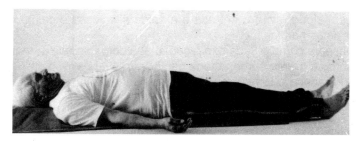

# PRÁTICA DO RELAXAMENTO

- Deite-se de costas no solo, numa posição bem confortável, sentindo o corpo bem solto e pesado.
- Deixe as pernas afastadas e os pés tombados para fora, para que os músculos e os tendões das pernas e das coxas se soltem.
- Relaxe a barriga das pernas, os tendões atrás dos joelhos e as virilhas.
- Sinta as nádegas descontraídas.
- Deixe os ombros abandonados no chão, completamente relaxados.
- Os braços soltos ao longo do corpo, um pouco afastados.
- Palmas das mãos voltadas para cima, os dedos descontraídos.
- Relaxe totalmente a coluna, desde o pescoço até o cóccix.
- Descontraia toda a musculatura das costas.
- Sinta a parte interna do abdômem e do peito bem relaxadas.
- Relaxe totalmente os músculos da nuca e da garganta. Se sentir desconforto na região do pescoço, coloque uma pequena almofada para que a cabeça seja um prolongamento da coluna.
- Concentre-se agora na região da boca, relaxando os maxilares, a língua e os lábios.
- Relaxe os olhos sentindo as pálpebras cerradas suavemente.
- Sinta a testa lisa e descontraída.
- Percorra mentalmente o corpo todo, desde a cabeça até a ponta dos pés e observe se há alguma tensão a ser aliviada.
- Sinta-se completamente pesado e abandonado no chão.
- Passe a observar a sua respiração. Não interfira no ritmo respiratório; sinta a entrada e a saída silenciosa e calma do ar pelas narinas.
- Observe como a cada expiração, o seu corpo se relaxa mais.
- Corpo e mente numa atitude pacífica, imóvel e relaxada.
- Permaneça o tempo que quiser ou puder, com a mente tranqüila e o coração repleto de paz.

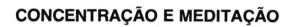

## CONCENTRAÇÃO

Uma das principais diferenças entre o *YOGA* e a ginástica, é a inteira *atenção* em todos os momentos da sua prática.

Esta *atenção* nos ajudará a controlar os *sentidos*, facilitando desta forma, o aprendizado da concentração.

Na concentração, é necessário manter não somente a imobilidade do corpo, mas também, a quietude da mente.

Esta imobilidade física e mental somente será conseguida através da prática das posturas, dos exercícios respiratórios e do relaxamento.

Assim como os asanas, os pranayamas e a alimentação saudável purificam o organismo, a concentração é uma *higiene mental*. A sua prática, além de ativar a memória, proporciona tranqüilidade e estabilidade mental.

A concentração nos estimula a utilizar corretamente o poder do pensamento positivo, sendo também, a primeira etapa para a meditação.

*PRÁTICA DA CONCENTRAÇÃO*

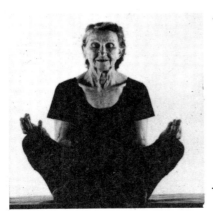

- Se não conseguir permanecer com conforto, sentindo a coluna ereta ao sentar-se no chão - com as pernas cruzadas ou, sentar-se sobre os calcanhares, sente-se confortavelmente em uma cadeira, mantendo os pés bem apoiados no chão.
- Mãos relaxadas, apoiadas sobre os joelhos.
- Comece fazendo algumas *respirações vagarosamente*, observando a entrada e a saída do ar pelas narinas.

- Como segundo passo para os principiantes, a concentração poderá ser iniciada fixando-se o olhar atentamente, porém sem tensionar os músculos do rosto, *em qualquer objeto*, durante certo tempo, como por exemplo, na *chama de uma vela*, colocada a um metro de distância.
- Depois de fixar a chama por alguns segundos, feche os olhos, tentando visualizar as cores e o formato da chama.
- Novamente de olhos abertos, fixar mais alguns segundos a chama da vela, repetindo mais algumas vezes, sem pressa, com muita tranqüilidade, até conseguir visualizar todos os detalhes da chama, sem necessidade de abrir os olhos.

Outra maneira de se concentrar, é através da visualização ou da mentalização de qualquer objeto ou imagem, como uma flor, o mar, uma floresta, um pôr do sol, um quadro, etc., procurando lembrar-se de todos os detalhes possíveis.

## MEDITAÇÃO

A meditação transcende, isto é, vai além da concentração, dependendo não mais da fonte de natureza material, mas somente do estado interior de cada pessoa.

É uma vivência interna, uma experiência marcante e profundamente agradável, não estando sujeita, necessariamente, a fatores externos, como acontece na concentração. O indivíduo religioso medita quando volta-se para dentro de si mesmo, na busca do "Divino" que habita no interior de cada Ser. Isto não quer dizer que a meditação esteja, necessariamente, relacionada à religião, pois meditar poderá ser também, a busca de nossa profunda consciência, do nosso EU interior ou mesmo quando - sem nenhum esforço - nos esvaziamos mentalmente.

Estaremos meditando, também, ao entrarmos em sintonia com nossos sentimentos, como acontece quando nos entregamos de "corpo e alma" à alguma atividade prazerosa. Neste momento, o local, o tempo e tudo o mais, parecem inexistir.

Como exemplo, ao ouvirmos uma linda música e passarmos a ter a sensação de que a melodia penetra em cada célula do nosso corpo. É como se não houvesse mais distinção entre o *"som"* e o nosso *SER*, havendo uma intensa harmonia e integração.

Com a prática da meditação nos aproximamos do autoconhecimento e, esta tomada de consciência, nos conduzirá ao uso dos nossos poderes internos. Nos tornaremos, também, auto-suficientes, sensíveis, serenos, livres e responsáveis para direcionar o rumo de nossa vida.

# ANATOMIA E FISIOLOGIA

# ANATOMIA E FISIOLOGIA

Conhecer como funciona o próprio corpo é uma descoberta maravilhosa e, porque não dizer, uma obrigação.

Muitas coisas passam secretamente dentro de nós: o trabalho das glândulas, da digestão, dos pulmões, do coração, etc.

Ao tomarmos conhecimento do funcionamento do nosso corpo, poderemos não só ajudá-lo a manter-se saudável, mas seremos capazes de perceber, de imediato, qualquer alteração que possa prejudicá-lo.

Não se preocupe em decorar o nome dos ossos, músculos, etc; procure somente, ao olhar as ilustrações, localizá-los no seu próprio corpo.

Para entendermos o trabalho, perfeito e harmonioso, das várias técnicas utilizadas na prática do Hatha Yoga, considero indispensável termos, ao menos, uma leve idéia das partes que compõem o corpo humano e de como todas elas funcionam em perfeita integração - quando saudáveis.

# OS OSSOS

*Os ossos*, juntamente com os músculos, mantêm nosso corpo ereto e com forma definida.

Nos permitem realizar todos os movimentos, servindo, também, para proteger os órgãos internos, como por exemplo:
- as *costelas*, que protegem o coração e os pulmões;
- os *ossos do crânio*, que protegem o cérebro e os glóbulos oculares;
- a *coluna vertebral*, que aloja a medula espinhal.

Dentro dos ossos, milhões de glóbulos vermelhos são fabricados a cada segundo.

Na superfície externa dos ossos, existem diversos orifícios por onde entram os vasos sanguíneos e os nervos.

Os ossos estão ligados, uns aos outros, por meio de ligamentos e de articulações (juntas), bem como são sustentados pelos músculos.

Na maioria das articulações, entre um osso e outro, existe um líqüido lubrificante chamado *"líquido sinovial"*, cuja finalidade é evitar o desgaste dos ossos durante os movimentos.

A boa alimentação, rica em cálcio, é fundamental na formação dos ossos, mas, para que o cálcio seja absorvido, há necessidade de se tomar sol, se possível, diariamente, até as 10 horas da manhã ou depois das 16 horas.

A postura correta é outro fator importante para evitar a deformação do esqueleto, responsável por muitos problemas de saúde.

# O ESQUELETO HUMANO

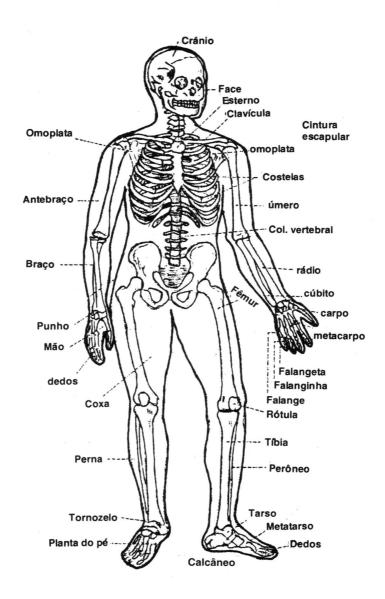

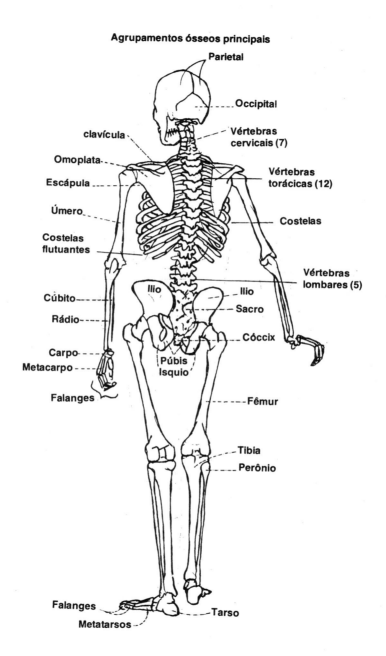

# OSSOS DA CABEÇA

A cabeça possui 22 ossos. Está dividida em:

CRÂNIO : 8 ossos
FACE : 14 ossos

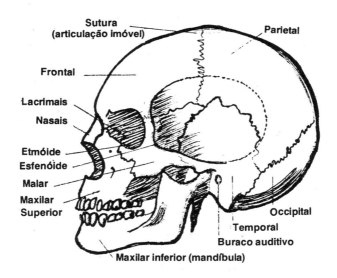

## OSSOS DO TRONCO

O tronco é formado pela *CAIXA TORÁCICA* e pela *COLUNA VERTEBRAL*

A *CAIXA TORÁCICA* é uma caixa óssea parecida com uma gaiola. Ela abriga o coração, os dois pulmões, a traquéia (que conduz o ar aos pulmões) e o esôfago (que leva os alimentos ao estômago).

A caixa torácica é formada por:
- *1 osso esterno*
- *12 pares de costelas*

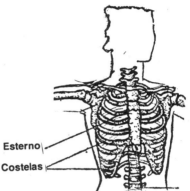

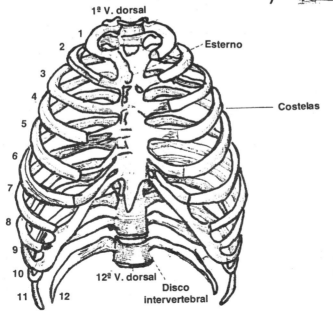

113

## COLUNA VERTEBRAL

A coluna vertebral é o eixo do esqueleto. Ela dá apoio aos órgãos internos e abriga a medula espinhal.
A coluna é formada por *33 ossos* que são chamados de *vértebras*. Ela é dividida em 5 partes:

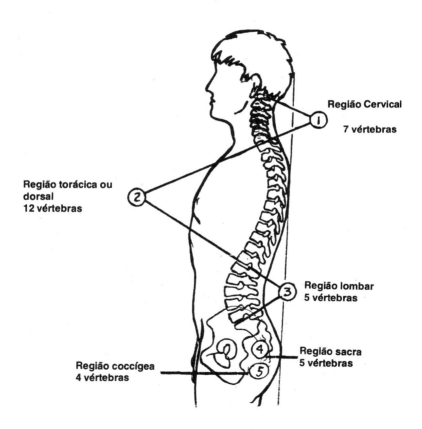

## MEMBROS SUPERIORES

Dividem-se em quatro partes:

- *OMBRO : clavícula e omoplata - parte fixa*
- *BRAÇO : úmero*
- *ANTEBRAÇO : rádio e cúbito - parte móvel*
- *MÃO : carpo, metacarpo e dedos*

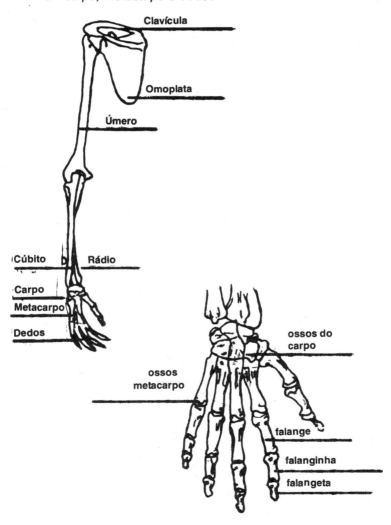

## MEMBROS INFERIORES

Dividem-se em quatro partes:

- *QUADRIL (BACIA) : ilíaco e sacro - parte fixa*
- *COXA : fêmur*
- *PERNA : tíbia, perônio e rótula - parte móvel*
- *PÉ : tarso, metatarso e artelhos*

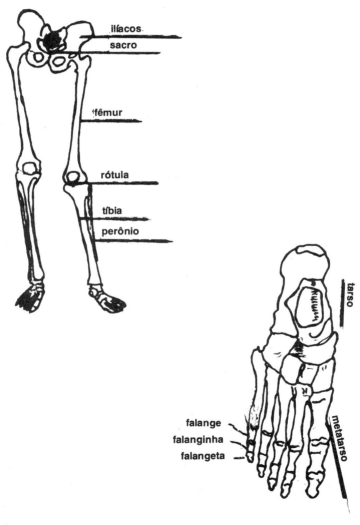

## SISTEMA MUSCULAR

Os músculos são tecidos elásticos muito fortes, que dão ao corpo seu aspecto interno. Os ossos sustentam nosso corpo e os músculos fazem com que ele se movimente. Nenhum músculo trabalha sozinho, mas sempre aos pares ou em grupos. Existem duas categorias de músculos: involuntários e voluntários.

*MÚSCULOS INVOLUNTÁRIOS:* -São os músculos que trabalham independentemente de nossa vontade. Eles se localizam nas paredes dos intestinos, do estômago, do coração etc.

*MÚSCULOS VOLUNTÁRIOS:* -Estão sob o controle de nossa vontade. São os músculos das pernas, dos braços, etc. Os músculos voluntários dividem-se em:

a) *CUTÂNEOS*: -São os músculos *superficiais* que estão ligados à pele como, por exemplo, os músculos da face.

b) *ESQUELÉTICOS*: -São os músculos envolvidos por uma membrana muito resistente que, nas extremidades, formam TENDÕES. São os tendões que prendem fortemente os músculos aos ossos.

Todos os movimentos do corpo (flexões, extensões, rotações), são devidos às contrações dos músculos esqueléticos.

Os músculos se contraem devido ao fato de receberem, através dos nervos, um estímulo - o influxo nervoso, uma corrente elétrica ou uma picada.

Depois da contração, ele retoma sua forma e dimensão novamente.

## PRINCIPAIS MÚSCULOS

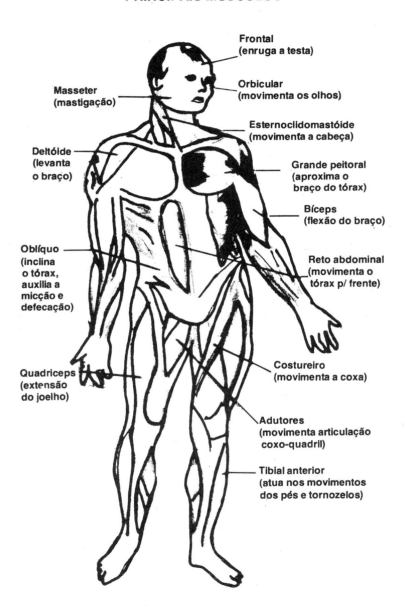

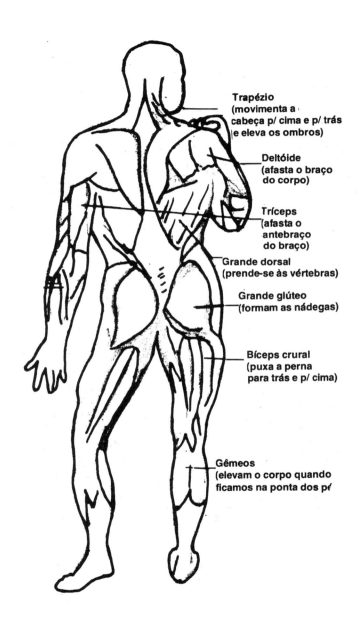

## APARELHO DIGESTIVO

O aparelho digestivo é formado por um conjunto de órgãos destinados a realizar a digestão e a assimilação dos alimentos.
É formado pela: - boca
- faringe
- esôfago
- estômago
- glândulas salivares
- fígado
- pâncreas
- intestinos

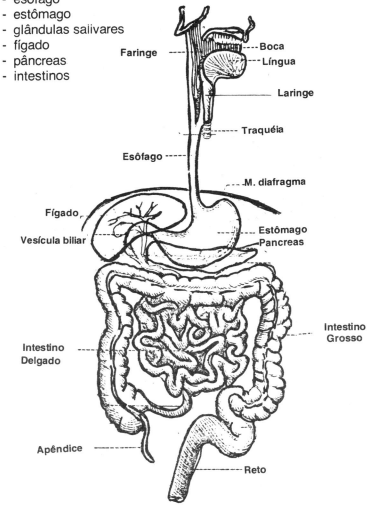

*BOCA*: -Com o auxílio dos dentes, língua e glândulas salivares o alimento é umedecido, lubrificado e triturado.

*FARINGE*: - *Tubo atrás da boca: via de acesso dos alimentos* (para o esôfago) *e do ar* (para a traquéia). Quando engolimos, uma pequena válvula chamada epiglote fecha a entrada da laringe, impedindo que os alimentos penetrem nas vias respiratórias. A faringe comunica-se com a boca, fossas nasais, a laringe e o esôfago.

*ESÔFAGO:*- Tubo que liga a faringe ao estômago. Tem mais ou menos 25 centímetros de comprimento. Atravessa o diafrágma, que é o músculo que separa o tórax do abdômem.

*ESTÔMAGO:*- Localiza-se abaixo do diafragma e à esquerda do fígado. O estômago fabrica o *suco gástrico*, que é um poderoso dissolvente que completa a trituração dos alimentos, preparando-os para a digestão.
A comida liquefeita é empurrada para o *piloro* (parte estreita e final do estômago), que se abre e deixa passar a comida para o intestino delgado.

*INTESTINO DELGADO:*- É todo enrolado, medindo mais ou menos seis metros de comprimento. O intestino delgado continua o trabalho da digestão, com o auxílio das secreções do fígado e o pâncreas. Os alimentos digeridos atravessam as paredes do intestino delgado e entram no sangue, que os distribui a todas as células do organismo.

*INTESTINO GROSSO OU COLON*: - Parece um quadrado sem um lado.
A parte do bolo alimentar que não foi absorvida no intestino delgado, passa para o intestino grosso em forma semi-líqüida, tornando-se pastosa porque parte da água e dos sais minerais aí existentes é reabsorvida.
Essa massa pastosa (fezes) passa pelo reto e é eliminada pelo ânus.

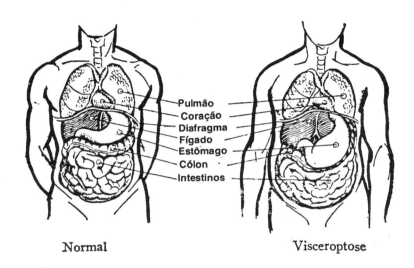

Normal — Visceroptose

— A esquerda um organismo são, com as vísceras normais em tamanho e localização. Uma não impede ou atrapalha o funcionamento da outra. À direita, um corpo doente. Note-se a visceroptose, isto é, a queda das vísceras. Note-se como a dilatação do estômago comprime os órgãos vizinhos em particular o coração e os intestinos.

* Ilustração extraída do Livro Autoperfeição com Hatha Yoga do Professor Hermógenes.

# ORGÃOS ANEXOS DO APARELHO DIGESTIVO

1) GLÂNDULAS SALIVARES:- As glândulas salivares lançam secreções que ajudam a umedecer os alimentos.

2) *FÍGADO*:- É a maior glândula do corpo humano. Pesa um quilo e meio. Situa-se ao lado direito do abdômem. O fígado fabrica a bílis, que auxilia a digestão de gorduras e produz anti-corpos do sangue e proteínas. O fígado destrói as células vermelhas velhas.

3) *VESÍCULA BILIAR*: - Situa-se embaixo do fígado. É o local onde a bílis fica armazenada antes de ser lançada no duodeno (primeira parte do intestino delgado).

4) *PÂNCREAS*:- Situa-se atrás do estômago. Produz dois hormônios:

*Suco pancreático*- (secreção externa) - É lançado no duodeno, junto com a bílis, para ajudar a digestão.

Insulina- (secreção interna) - Substância que vai ao sangue para ajudar o corpo a utilizar o açúcar.

O acúmulo de açúcar caracteriza o *DIABETES*.

5) *BAÇO*:- Situa-se abaixo do diafragma, atrás do estômago e um pouco acima do rim esquerdo.

O baço filtra o sangue e é um reservatório que abastece o organismo quando ocorre perda de sangue.

Ele destrói, juntamente com o fígado, as células vermelhas velhas, que serão utilizadas na fabricação de novas (dentro dos ossos).

O baço produz glóbulos brancos que defendem o organismo das infecções.

## APARELHO RESPIRATORIO

O aparelho respiratório é formado pelas *vias respiratórias* e pelos *pulmões.*

## VIAS RESPIRATÓRIAS

*FOSSAS NASAIS*: Filtram e aquecem o ar que entra no organismo.

*FARINGE*: É como um corredor por onde passam os alimentos para o estômago e o ar para a laringe.

*LARINGE*: É o órgão da voz, comunicando-se com a faringe pela glote.

*Epiglote*: fecha a glote durante a passagem do alimento.

*Cordas vocais*: localizam-se no interior da laringe.

*TRAQUÉIA*: É a continuação da laringe, sendo um tubo com 12 centímetros de comprimento. Divide-se em dois ramos, quando penetra no tórax, dando origem aos brônquios.

*BRÔNQUIOS*: Localizam-se dentro dos pulmões, dividindo-se em ramos. Cada ramo subdivide-se várias vezes, formando os *bronquíolos*, que terminam em forma de cachos de uva. Estes cachos são os *alvéolos pulmonares*, por onde passa o sangue do corpo todo, deixando o gás carbônico e absorvendo o oxigênio, que é levado à todas as células.

## PULMÕES

Os pulmões não possuem músculos nem nervos motores próprios. São uma massa esponjosa e elástica.

*Localizam-se* dentro da caixa torácica, cujos lados são formados por costelas flexíveis, tendo como base um músculo muito resistente chamado *DIAFRAGMA*, principal responsável pelo enchimento e esvaziamento dos pulmões.

Os pulmões purificam o sangue através do sistema respiratório. O pulmão direito possui três partes (lóbulos) e o esquerdo dois.

O espaço entre os dois pulmões, onde se aloja o coração, chama-se *mediastino*. A membrana que reveste os pulmões chama-se pleura.

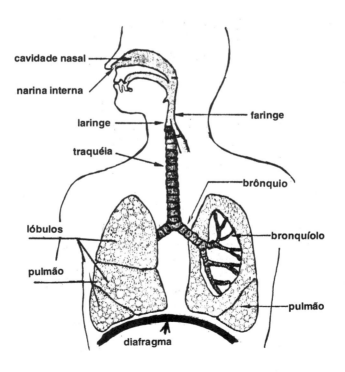

*DIAFRAGMA*: É o principal músculo da respiração. Ele divide o *tórax* (coração e pulmões), do abdômem (aparelho digestivo, excretor e órgãos sexuais). *Localização*: apoia-se sobre o fígado, a grande curvatura do estômago e, também, na parte superior do rins.Serve de apoio à parte inferior dos pulmões e à ponta do coração.

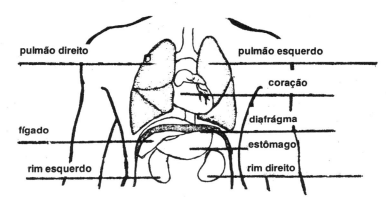

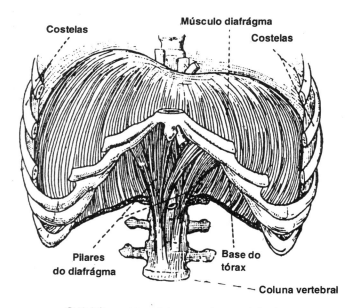

**O diafrágma: as costelas e a coluna vertebral**

## RESPIRAÇÃO

*INSPIRAÇÃO*: O músculo diafragma se contrai e este é empurrado para *baixo*, pressionando os órgãos abdominais. Ao mesmo tempo, os músculos das costelas são empurrados para cima e para fora, dilatando a caixa torácica. À medida que os pulmões se dilatam, o ar exterior penetra pela traquéia até os alvéolos.

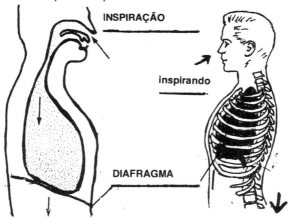

*EXPIRAÇÃO*: Acontece o inverso. O diafragma relaxa e sobe comprimindo os pulmões. O tórax se contrai, expelindo o ar do corpo.

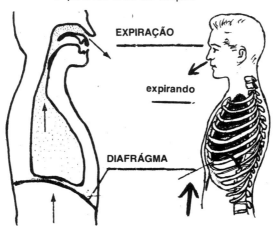

## RESPIRAÇÃO E SISTEMA NERVOSO

O controle da respiração depende de mecanismos involuntários comandados por um centro respiratório, que faz parte do sistema nervoso.

Quando aumenta a quantidade de gás carbônico no sangue, o centro respiratório é estimulado e envia ordens ao diafragma, que relaxa juntamente com os músculos intercostais e aí acontece a *expiração*.

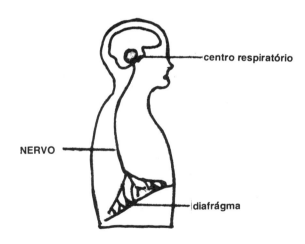

# APARELHO CIRCULATÓRIO

O aparelho circulatório é encarregado da circulação do sangue por todo o organismo.

É formado pelo *CORAÇÃO* e pelos *VASOS SANGUÍNEOS*.

1 - *CORAÇÃO*: É um músculo oco que trabalha como uma bomba. Fica situado acima do diafragma, entre os dois pulmões, quase no meio do tórax, com a ponta dirigida para frente e para a esquerda.

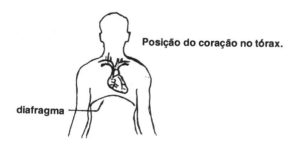

Posição do coração no tórax.

diafragma

- *SANGUE*: É o veículo que transporta as substâncias que o nosso organismo necessita e que recolhe os resíduos a serem eliminados.
*GLÓBULOS VERMELHOS*- transportam o oxigênio para o corpo e o gás carbônico a ser eliminado pelos pulmões.
*GLÓBULOS BRANCOS*- combatem as bactérias e micróbios, defendendo o organismo das infecções.

2 - *VASOS SANGUÍNEOS*: O sangue circula através dos vasos sanguíneos, impulsionado pelos movimentos de contração e dilatação do coração.
- *ARTÉRIAS*: São vasos sanguíneos que levam o sangue rico em oxigênio do coração para o corpo, nutrindo todos os tecidos.
- *VEIAS*: São vasos sanguíneos que trazem de volta para o coração o sangue contendo gás carbônico.
- *CAPILARES*: São tubos finos por onde as substâncias e gases se transferem dos vasos sanguíneos para os tecidos do corpo e vice-versa.

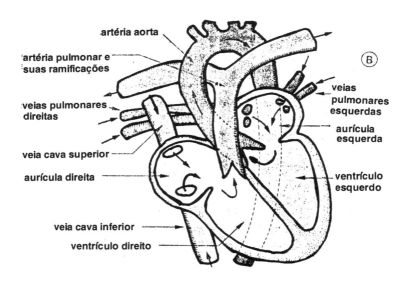

O sangue circula por todo o corpo através da *pequena e da grande circulação.*

-*PEQUENA CIRCULAÇÃO*: É o percurso que o *sangue venoso* faz do coração aos pulmões, onde é purificado, voltando ao coração como *sangue arterial.*

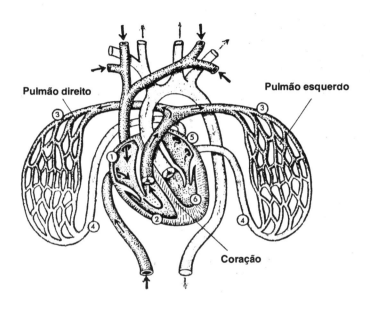

1. O sangue da cabeça, braços pernas e intestinos penetra na aurícula direita e é bombeado para o ventrículo direito.
2. O ventrículo direito bombeia sangue para os pulmões, através da artéria pulmonar.
3. O sangue venoso entra nos pulmões.
4. O sangue oxigenado deixa os pulmões e volta ao coração, através da veia pulmonar.
5. O sangue entra na aurícula esquerda e é bombeado para o ventrículo esquerdo.
6. O ventrículo esquerdo manda o sangue para a aorta, de onde ele flui para todo o corpo.

- *GRANDE CIRCULAÇÃO*: A grande circulação é feita pelo sangue arterial que sai do coração para todas as partes do corpo, voltando ao coração, na forma de sangue venoso.

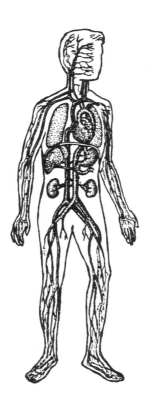

**As artérias levam sangue do coração para todas as partes do corpo.
A príncipal artéria, chamada aorta, faz um arco por trás e por cima do coração.**

# GLÂNDULAS

As glândulas podem ser de dois tipos:
a) *glândulas de secreção externa*
  Ex.: glândulas salivares (fabricam saliva)
  glândulas lacrimais (fabricam lágrimas)
  glândulas sudoríparas (fabricam suor)
b) *glândulas endócrinas* ou de *secreção interna*

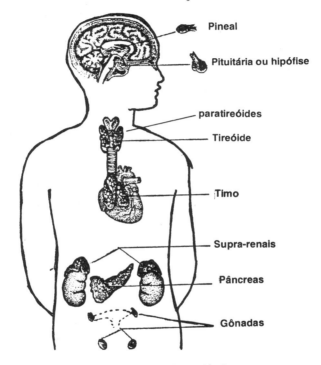

A localização das glândulas endócrinas

## GLÂNDULAS ENDÓCRINAS

As glândulas endócrinas fabricam os hormônios em doses mínimas, mas seus efeitos são importantíssimos, porque influenciam no perfeito funcionamento de todos os órgãos.
Os hormônios são lançados diretamente na corrente sanguínea.
As principais glândulas endócrinas são:

# HIPÓFISE OU PITUITÁRIA

*LOCALIZAÇÃO*: Na base do cérebro
*FUNÇÃO*: Estimula o funcionamento de todas as outras glândulas, por isso é considerada a principal glândula. Regula o crescimento do corpo. Influencia as atividades dos órgãos sexuais.

## TIREÓIDE

*LOCALIZAÇÃO*: Na parte dianteira e inferior do pescoço.
*FUNÇÃO*: Atua no crescimento dos ossos. Regula e estimula a diferença das formas físicas individuais.

## PARATIREÓIDES

*LOCALIZAÇÃO*: São quatro pequenos botões situados ao lado da tireóide.
*FUNÇÃO*: Regulam o nível de cálcio e fósforo no organismo.

## TIMO

*LOCALIZAÇÃO*: Na altura do coração.
*FUNÇÃO*: Disciplina o crescimento do volume do corpo. Com o passar dos anos, esta glândula vai se atrofiando. Atua nos sistemas linfáticos e imunológico.

## PÂNCREAS

*LOCALIZAÇÃO*: Na cavidade abdominal, perto do fígado.
*FUNÇÃO*: *Secreção interna*: *Insulina* que atua na absorção do açucar pelas células do corpo. A insuficiência da insulina provoca a *DIABETES*.

*Secreção externa*: Suco pancreático indispensável para a digestão.

134

## SUPRA-RENAIS

*LOCALIZAÇÃO*: Sobre os rins.

*FUNÇÃO*: Produz dois hormônios:

*ANDRENALINA*- regula o funcionamento do coração, dos brônquios e vasos sanguíneos.

*CORTISONA*- regula a transformação da glicose e combate as infecções.

## GENITAIS (GÔNADAS)

*LOCALIZAÇÃO*: Testículos nos homens e *ovários* nas mulheres.

*FUNÇÃO*:

a) Produzem os hôrmonios que permitem a atividade reprodutiva:- espermatozóides (homens)
 - óvulos (mulheres)

b) Elaboram os hormônios que fornecem as características masculinas e femininas.

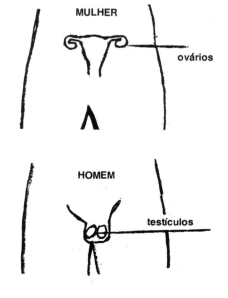

## APARELHO URINÁRIO

O aparelho urinário é formado pelos *rins* e *pelas vias urinárias.*

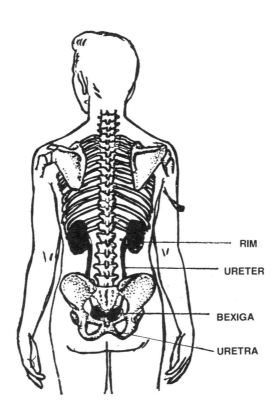

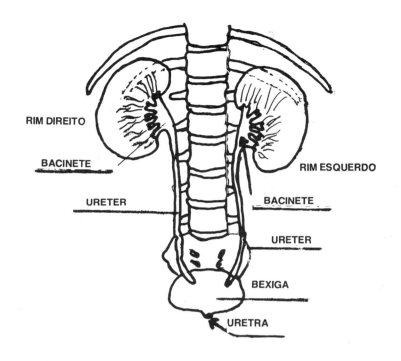

1) *RINS*: São dois órgãos parecidos com grãos de feijão.*Localizam-se* na parte de trás do abdômem, logo abaixo do diafragma e ao lado da coluna vertebral. *Filtram* o sangue, retendo as substâncias úteis e expelindo os resíduos prejudiciais ao organismo.
2) *VIAS URINÁRIAS*: Conduzem a urina para o exterior. As vias urinárias são formadas pelos:
- *BACINETES*: Cada rim possui um bacinete que serve para guardar temporariamente a urina. Os bacinetes têm a forma de um funil.
- *URETERES*: São tubos compridos e finos ligados aos bacinetes, que transportam a urina dos rins à bexiga.
- *BEXIGA*: É uma bolsa de paredes musculares, onde desembocam os ureteres. Localiza-se na parte baixa do abdômem. Serve de depósito para a urina.
- *URETRA*: Canal que conduz a urina da bexiga ao exterior.

# O SISTEMA NERVOSO

O sistema nervoso pode ser comparado a uma central telefônica, que recebe *mensagens* e *envia* respostas a diversos pontos da cidade.

No nosso corpo, a central telefônica localiza-se no *cérebro* e os fios utilizados para receber e transmitir as mensagens são os *nervos*.

O cérebro *recebe* as mensagens através dos *nervos sensitivos* (frio, calor, tato, visão etc). As terminações nervosas destinadas a receber as sensações, se localizam nos *orgãos dos sentidos* (pele, olhos, nariz etc).

As respostas ou ordens, partindo do *encéfalo ou da medula*, são enviadas através dos *nervos motores*, responsáveis pelos movimentos do corpo.

O sistema nervoso divide-se em duas partes:

I) - *SISTEMA NERVOSO CÉREBRO – ESPINHAL OU VOLUNTÁRIO*

Nos faz perceber e responder a estímulos, coordena e integra todas as partes do corpo. É através deste sistema voluntário, que podemos nos relacionar com tudo e todos que nos rodeiam. E composto pelos órgãos:

- *cérebro* (onde se formam os pensamentos)
- *cerebelo* (coordena os movimentos e o equilíbrio do corpo no espaço)
- *bulbo* (regula o tônus muscular, controla a respiração, circulação, a digestão, etc.).
- *medula espinhal* (localiza-se no centro da coluna vertebral, conduzindo os estímulos sensitivos e motores).

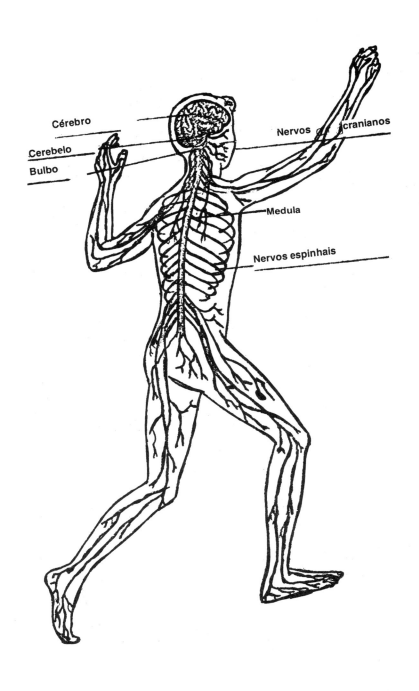

II) - SISTEMA NERVOSO AUTÔNOMO

Funciona independente de nossa vontade, mesmo quando estamos dormindo. Divide-se em:

- *sistema nervoso simpático*: reage em situações de dor, de ansiedade, de perigo, etc., fazendo o coração bater mais rápido, paralisando a digestão ou acelerando a respiração.

- *sistema nervoso parassimpático*: tem efeito calmante sobre o organismo, reduzindo o ritmo respiratório e o cardíaco, estimulando a digestão, etc.

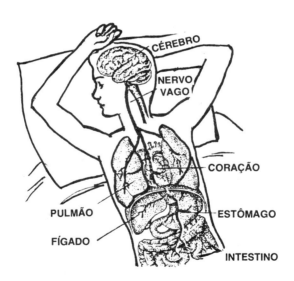

**Mesmo quando dormimos, os nervos comandam atividades do corpo, como a respiração e a digestão.**

# BIBLIOGRAFIA

Kuvalayananda, Swami: ASANAS - Editora Cultrix, São Paulo

Devi, Indra: YOGA PARA TODOS - Editorial Diana, S.A., México

Calle, Ramiro A.: PRINCÍPIOS DE YOGOTERAPIA - Editorial Sírio, Barcelona

Demoliére, Solange: YOGA PARA LA TERCEIRA EDAD - Editorial Teorema, S.A., Barcelona

Blay, Antonio - *FUNDAMENTOS E TÉCNICA DO HATHA YOGA* - Edições Loyola

Hermógenes, José: AUTOPERFEIÇÃO COM HATHA YOGA - Editora Record, Rio de Janeiro

Hewitt, James - *THE COMPLETE YOGA BOOK* - Huthinson Publishing Group-Great Britain

Lindenberg, Wladimir: EL YOGA A LOS OJOS DE UN MÉDICO - Editorial Hispano Europea, Barcelona

Kent, Howard: YOGA FOR THE DISABLED - Thorsons Publishing Group, Great Britain

Kehdy, Maria Luiza Seiffert: *VARDDHAKA* - YOGA PARA IDOSOS - Gráfica Palas Athena, São Paulo

Diagram Group: *O CORPO SAUDÁVEL* - Editora Tecnoprint Ltda.

Barros, Carlos: O CORPO HUMANO - Editora Ática, São Paulo

Ricardo, Aristides: ANATOMIA E FISIOLOGIA HUMANAS

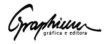

Tel.: 11 2769-9056